DE

L'ÉVIDEMENT DE L'ŒIL

DANS

LA PANOPHTALMIE

DE

L'ÉVIDEMENT DE L'ŒIL

DANS

LA PANOPHTALMIE

PAR

Le Docteur Antoine HUGUES

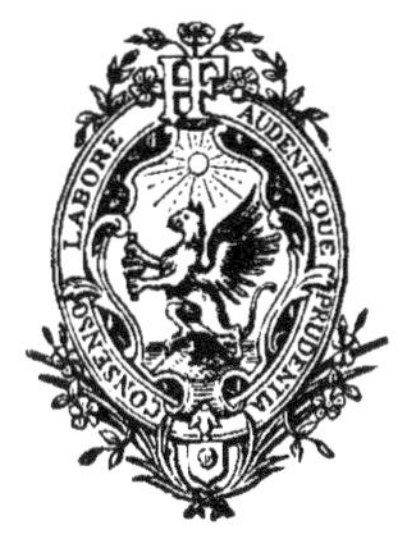

MONTPELLIER
IMPRIMERIE CENTRALE DU MIDI
(HAMELIN FRÈRES)

1896

A LA MÉMOIRE DE MA MÈRE

A MON PÈRE

A. HUGUES.

MEIS ET AMICIS

A. HUGUES.

A MON PRÉSIDENT DE THÈSE

MONSIEUR LE PROFESSEUR TRUC

A. HUGUES.

AVANT-PROPOS

Avant d'entrer en matière, nous tenons à remercier M. le professeur Truc, non seulement de l'honneur qu'il nous a fait en acceptant de présider notre thèse, et des conseils qu'il nous a donnés pour la rédaction de ce travail, mais encore et surtout de la bienveillance qu'il nous a montrée pendant la durée de nos études.

Pendant nos quelques mois d'internat intérimaire dans son service, M. le professeur Mairet, doyen de la Faculté, nous a témoigné un bienveillant intérêt qui ne s'est pas démenti depuis, et dont nous sommes heureux de lui exprimer notre sincère reconnaissance.

M. le professeur agrégé Bosc a toujours fait preuve à notre égard d'une amabilité que nous n'oublierons pas.

Nous adressons enfin nos remerciements à nos excellents amis MM. les docteurs Pansier et Gaudibert, pour les intéressantes observations qu'ils ont eu l'obligeance de nous communiquer.

INTRODUCTION

Ayant eu l'occasion de voir traiter, à la Clinique ophtalmologique de Montpellier, plusieurs cas de panophtalmie par l'évidement de l'œil, nous avons été frappé de la simplicité de cette opération, relativement aux autres interventions chirurgicales usitées en pareil cas, et des excellents résultats qu'elle donne au point de vue de la prothèse ultérieure. Aussi avons-nous songé, le moment venu, à en faire le sujet de notre thèse inaugurale. M. le professeur Truc nous a encouragé dans cette idée.

Une étude de ce genre ne saurait en aucune façon viser à être originale, et telle n'est pas notre prétention.

Nous nous estimerions heureux et nous croirions avoir atteint notre but, si nous arrivions à montrer clairement les avantages d'une opération contre laquelle s'élèvent bien des préventions, et que nous croyons appelée à rendre d'utiles services.

Cette thèse comprendra trois parties :

Dans un premier chapitre, après quelques considérations générales sur la panophtalmie, nous passerons en revue les divers traitements qui ont été employés contre cette affection, en insistant surtout sur le traitement chirurgical.

Dans un deuxième chapitre, consacré à l'évidement, nous décrirons son manuel opératoire, nous nous efforcerons de montrer ses avantages et nous discuterons les objections qui lui ont été adressées ; nous nous occuperons ensuite des indications et des contre-indications qu'il présente.

Enfin, après avoir, dans un troisième et dernier chapitre, rapporté les observations sur lesquelles s'appuie notre opinion, nous formulerons les conclusions qui nous paraissent résulter de notre travail.

DE

L'ÉVIDEMENT DE L'OEIL

DANS

LA PANOPHTALMIE

CHAPITRE I

CONSIDÉRATIONS GÉNÉRALES SUR LA PANOPHTALMIE ET SUR SON TRAITEMENT

I. — CAUSES ET VARIÉTÉS DE LA PANOPHTALMIE

La panophtalmie, ou phlegmon oculaire, encore appelée par quelques auteurs panophtalmite, et par d'autres ophtalmitis, est l'inflammation suppurative des membranes et des milieux de l'œil, aboutissant à la fonte purulente et à l'atrophie de cet organe. La suppuration paraît se limiter plus particulièrement à la choroïde, mais elle envahit rapidement le corps vitré et les autres parties du globe.

La cause prédominante de cette affection est la pénétration, dans les milieux de l'œil, de microorganismes infectieux dont la nature est variable, et dont l'introduction peut s'effectuer de deux façons différentes. Tantôt, en effet, ils sont apportés par la circulation, au cours d'une infection générale de l'économie, donnant ainsi lieu à une *panophtalmie secondaire ;* tantôt ils s'introduisent à la faveur d'une solution de continuité quelconque de la coque oculaire, produisant alors la *panophtalmie primitive,* précoce ou tardive.

Nous allons, avant de nous occuper du traitement de cette affection, dire un mot de ses différentes variétés.

PANOPHTALMIE SECONDAIRE

Elle a été observée au cours d'un grand nombre de maladies diverses.

C'est ainsi que nous en relatons, dans nos observations, un cas consécutif à une angine (obs. XX). On en a vu survenir au cours d'états morbides généraux, comme l'albuminurie, le diabète (1), de maladies infectieuses comme la septicémie puerpérale (2), la fièvre typhoïde (3), le typhus (4), la syphilis (5), la variole (6), l'endocardite rhumatismale (7), la péricardite aiguë (8), la méningite cérébro-spinale (9), la méningite purulente de la concavité (10), l'ataxie (11). Elle

(1) Lagrange, *Arch. d'opht.*, 1887. — P. Pansier, *Bullet. annuel de la Clin. opht. de Montpellier*, 1893.

(2) Landesberg, *Centralbl. f. praktische Augenheilkunde v. Hirschberg*, 1880, p. 344.

Hosch, *Albr. v. Græfe's Archiv f. opht.*, t. XXVI, p. 177, 1881.

Pousson, *Ann. d'opht.*, t. I, p. 174-182, 1881.

Gayet, *Lyon Médical*, p. 454, 1872.

(3) Caron de Villard, Leyden, cités par Siffre, thèse Montpellier, 1889.

(4) Moore, *The Dublin Journ. of med. science*, févr. 1876.

(5) Hutchinson, *Opht. Hosp. Reports* (*Ann. ocul.*, 2e sem., p. 221, 1889).

(6) Herbert Harlow, thèse pour l'admission à l'Acad. de Baltimore, 1880.

(7) James Adams, *British med. J.*, octobre 1881.

(8) Moore, *loc. cit.*

(9) Fieuzal, Schirmer, Vallin, De Græfe, cités par Siffre.

(10) Feuer, *Centralbl. f. Augenheilk.*, p. 35, 1881.

(11) Hirschberg, *Centr. f. Augenh.*, p. 188, juin 1880.

s'est montrée à la suite d'opérations pratiquées en des points plus ou moins éloignés de la région orbitaire, telles que l'amputation du pénis (1), la ligature de la carotide (2) ; de lésions de voisinage, carie du rocher (3), fractures des os du crâne (4), blessures, furoncles, érysipèle de la face (5).

Dans ces cas de phlegmon de l'œil consécutif à d'autres affections, l'arrivée des germes infectieux a lieu par les espaces lymphatiques et les gaînes du nerf optique, décrites par Schwalbe, sur lesquelles nous aurons l'occasion de revenir plus loin, et qui font communiquer les espaces sus et sous arachnoïdiens avec la capsule de Tenon, l'espace supra choroïdien et la chambre antérieure, qui sont de véritables lacs lymphatiques. « Cette opinion est basée sur des faits bien observés et contrôlés par les autopsies faites par Rudmer et Berthold (6). »

PANOPHTALMIE PRIMITIVE

Dans la panophtalmie primitive les germes pyogènes s'introduisent directement dans le milieu oculaire, à la faveur d'un traumatisme opératoire ou accidentel. Mais, ici encore, il faut distinguer entre la panophtalmie primitive précoce, dans laquelle la suppuration suit immédiatement la lésion de l'organe, et la panophtalmie primitive tardive, dans laquelle

(1) Cas observé dans les hôpitaux de Vienne, cité par Gayet, *Lyon Méd.*, 1872.

(2) Walter Edmunds — J. Adams, Soc. opht. du Roy.-Uni. — Séance du 9 mars 1882 (*Ann. d'oculist.*, p. 247, 1882).

(3) Hewsinher.

(4) Potain.

(5) Warlomont, B. Colm, Lagrange, Cuguier : — Galezowski, *Ann. d'ocul.*, p. 268, 1862.

(6) Siffre, Th. de Montp., 1889.

un temps parfois assez long s'écoule entre la production de la cause infectante et l'apparition de ses effets.

Panophtalmie primitive tardive. — C'est surtout à la suite des traumatismes opératoires que s'observent les faits de cet ordre. Nous rappelons plus loin une observation (1) où le phlegmon oculaire apparaît plus d'un an après une opération de cataracte dont les résultats avaient été excellents ; on a en a vu survenir longtemps après une opération de cataracte avec enlèvement de l'iris (Van Dusde, de Gand), deux ans après une extraction de cataracte bien réussie (Priestley Smith), deux ans et trois mois après une opération de glaucome (Mules, de Manchester) ; Arlt, de Wecker, ont observé des cas analogues (2) ; Enfin, il s'est parfois montré consécutivement à des traumatismes, suivis de leucome adhérent, très longtemps après la cicatrisation de la blessure. Nous citons, dans nos observations, deux faits de ce genre (3).

Quant à la pathogénie de ces accidents, différentes explications en ont été données. « Il semble, dit Flamand (4), auquel nous empruntons une partie des détails qui précèdent, que les micro-organismes qui avaient pénétré dans le globe oculaire, à travers les lèvres de la plaie opératoire, étaient restés, pour des causes encore inconnues, prisonniers et silencieux (microbisme latent de M. le professeur Verneuil), jusqu'au moment où un traumatisme quelconque de l'œil survenant, ou une diathèse ou tare organique leur ayant donné le coup de fouet, ils se sont réveillés et multipliés ; ou bien, enfin, nous pouvons croire que les lèvres de la plaie ne s'étaient pas cicatrisées complètement, qu'elles avaient laissé entre elles, par suite de cette cicatrisation vicieuse, un

(1) Voir observation XIX.
(2) *Annales d'oculistique*, 1884. T. XCII, p. 44.
(3) Voir observ. XVII et XVIII.
(4) Flamand, *de l'Eviscération dans la panophtalmie*. Th. de Montpellier, 1889.

espace béant, un interstice quelconque, qui avaient permis au staphylocoque d'entrer dans la place, et, y trouvant, par les hypothèses que nous venons d'émettre, un milieu favorable ou de culture, de s'y multiplier. »

Panophtalmie primitive précoce. — C'est le cas, de beaucoup le plus fréquent, où les accidents septiques se montrent peu après l'introduction de microorganismes pyogènes à travers une effraction des membranes oculaires. Il reconnaît trois causes principales : un traumatisme chirurgical, une blessure accidentelle, un processus ulcératif.

a) Traumatisme chirurgical. — On a vu des phlegmons de l'œil survenir après des interventions chirurgicales très diverses pratiquées sur cet organe ou ses annexes : opérations de strabisme (1), névrotomie optico-ciliaire (2), ablation du segment antérieur (3), iridectomie, glaucome, staphylome (4), enfin après des opérations de cataracte (5), surtout avec le procédé par abaissement et le procédé à lambeau, d'ailleurs à peu près abandonnés aujourd'hui. M. le professeur Truc notait encore dans son service, en 1888, une panophtalmie pour cinquante-deux ou cinquante-trois opérations, et M. le professeur Gayet en comptait, à la même époque, 4 ou 5 pour 100 cataractes (6).

(1) Haase (de Hambourg), *Arch. f. Augenh.*, vol. IX, p. 446-448, 1881.

(2) Boucheron, 1875 ; — Armaignac, 1879-1881 ; — Bunge ; Krause ; Panas, Congrès de Londres, 1881 ; — Poncet, de Cluny, *ibid.*

(3) Desmarres, Hairion (de Louvain), *Ann. d'ocul.*, 1850, p. 60) ;— Raynaud, Thèse de Montpellier, 1880 ; — Fano, *Journ. d'ocul.*, février-avril 1883 ; Routier, Thèse de Bordeaux, 1885.

(4) D. Mollière, *Lyon médical*, juin 1876, p. 255.

(5) Warlomont, *Ass. opht. de Heidelberg*, 1863 ; — Becker, *ibid.*, 1874. Pflüger, de Berne, *in Cliniques*, 1877 ; — Dehenne, *Rev. gén. d'opht.*, 1884, p. 319 ; — Webster, *ibid.*, 1888, t. VIII, p. 329 ; — Flamand, Thèse de Montp., 1889.

(6) *Montp., méd.*, 1888, t. XI, p. 137.

On pourrait peut-être attribuer en partie ces résultats à l'habitude qu'ont certains opérateurs de presser l'œil à travers les paupières pour aider à la sortie du cristallin ; car on risque, en agissant ainsi, d'exprimer le contenu des glandes de Meibomius, qui peuvent renfermer des microbes pathogènes ; aussi paraît-il préférable d'accoucher la lentille en exerçant directement, avec une curette, des pressions sur la cornée (1).

Il convient de dire que, grâce à l'observation rigoureuse de l'antisepsie et de l'asepsie, la panophtalmie post-opératoire se montre de plus en plus rare, et tend à devenir une curiosité clinique. A Montpellier, M. Truc n'en a pas constaté un seul cas depuis plusieurs années (2).

b) Blessures accidentelles. — C'est la cause déterminante la plus fréquente du phlegmon oculaire. La nature des corps vulnérants est variable à l'infini : objets piquants, tranchants ou contondants de toute sorte et de toute forme ; variable aussi leur mode de pénétration et la gravité des lésions qu'ils occasionnent, depuis la simple éraflure de la cornée jusqu'à la perforation complète de l'œil avec déchirure ou éclatement de la sclérotique, et aux délabrements les plus profonds et les plus étendus.

Les plaies les plus dangereuses sont celles qui se compliquent de la présence de corps étrangers, que ces corps étrangers séjournent dans l'épaisseur de la cornée, qu'ils s'arrêtent dans la chambre antérieure, qu'ils pénètrent jusqu'au vitré, ou qu'ils aillent, perforant une seconde fois les membranes oculaires, se loger dans le tissu cellulaire de l'orbite. Car, dans ces cas, à l'irritation locale qu'ils occasionnent, vient se joindre l'apport des nombreux microorganismes pathogènes dont ces corps sont généralement chargés.

(1) H. Truc, *Soc. de méd. et de chir. pratiques de Montpellier*, 30 mai 1888.
(2) H. Truc, *Sem. méd.*, 24 octobre 1894

Dans cette classe rentrent aussi les brûlures à tous les degrés, compliquées ou non de corps étrangers.

Les individus dont les voies lacrymales sont dans un mauvais état habituel sont particulièrement sujets à ces accidents, et chez eux la blessure la plus légère de la cornée constitue une porte suffisante ouverte à l'infection, comme on pourra s'en convaincre en consultant quelques-unes de nos observations (Voir obs. XI, XIII, XIV).

Nous n'insisterons pas ici sur ces différentes lésions, dont la simple énumération serait trop longue, et d'ailleurs inutile.

c) Ulcérations. — Enfin, toutes les ulcérations de la cornée peuvent devenir une cause de panophtalmie, car elles ouvrent le chemin à l'infection, et l'on comprend sans peine qu'elles peuvent être suivies d'une migration microbienne dans l'intérieur de l'œil.

Quelle que soit la voie par laquelle l'agent infectieux a pénétré dans l'œil, la panophtalmie s'annonce au début par un ensemble de troubles fonctionnels : larmoiement, photophobie, trouble profond de la vision, douleurs vives et pulsatiles d'abord localisées, puis irradiées dans la moitié correspondante de la tête dans le territoire innervé par les branches du trijumeau. En même temps, un reflet verdâtre de la pupille annonce souvent les changements déjà opérés dans le vitré; puis apparaissent le chémosis, l'injection périkératique. L'œil est dur, la chambre antérieure se trouble ; l'iris est propulsé en avant, la pupille dilatée, ou obstruée par des exsudats. Les paupières se gonflent, deviennent rouges ; le tissu rétro-oculaire se prend à son tour, amenant la propulsion en avant du globe et la gêne de ses mouvements.

Bientôt la cornée, infiltrée de pus, devient opaque ; un hypopyon apparaît, et, si l'on n'intervient pas, l'œil se perfore et évacue son contenu. Cette perforation se fait ordinairement au niveau de la cornée, exceptionnellement à travers la sclérotique ; elle se produit en général après une à deux semaines, rarement plus tôt.

Enfin, il faut ajouter, ce qui vient aggraver encore le pronostic déjà sombre, que des complications redoutables peuvent se produire au cours de cette affection : propagation du phlegmon oculaire au tissu rétro-orbitaire, développement d'une phlébite de la veine ophtalmique et d'une méningite rapidement mortelle.

II.— INDICATIONS DU TRAITEMENT DE LA PANOPHTALMIE

De ce qui précède se dégage clairement la nécessité d'intervenir de bonne heure et d'une manière énergique dans les cas de phlegmon de l'œil. Mais les indications se modifieront avec la gravité, l'allure et l'âge de la maladie, et l'on pourra, au point de vue du traitement, distinguer trois ordres de faits différents :

1° Dans un premier cas, on se trouvera en présence d'une lésion pouvant, si l'on ne prend les précautions nécessaires, amener une panophtalmie (opération, blessure, ulcère), mais sans qu'aucune menace de suppuration se soit encore produite. On aura alors à instituer un *traitement prophylactique*, basé sur une antisepsie rigoureuse.

2° On aura constaté des menaces de phlegmon, les signes de début d'une panophtalmie qui ne sera pas assez avancée pour qu'on désespère de l'enrayer. Ici on tentera tout d'abord d'arrêter sa marche par le *traitement médical* ou plus exactement par le *traitement palliatif*.

3° Enfin, quand on aura affaire à une panophtalmie bien établie, soit que les moyens précédents aient échoué, soit que le malade ait fait appel au médecin quand la suppuration avait déjà apparu, comme c'est le cas ordinaire, il faudra avoir recours à une intervention plus énergique et véritablement curative, au *traitement chirurgical.*

Évacuer les produits purulents, hâter la marche de l'inflammation et tarir la suppuration, calmer les douleurs, empêcher les accidents possibles de propagation septique, et préparer en même temps une bonne prothèse ultérieure, telles seront alors les conditions que devra remplir le traitement. Dans ce but, diverses opérations ont été employées : les larges incisions cornéennes, l'énucléation, l'exentération, l'évidement.

Nous allons, avant d'en arriver à ce dernier procédé, qui fait le sujet principal de notre thèse, dire un mot des autres moyens thérapeutiques que nous venons de mentionner.

III. — DIFFÉRENTS MODES DE TRAITEMENT DE LA PANOPHTALMIE

1° Traitement prophylactique. — Dans les opérations, quelles qu'elles soient, pratiquées sur l'œil ou ses annexes, une antisepsie et une asepsie rigoureuses, avant, pendant et après l'opération, sont absolument nécessaires. Il paraîtrait banal d'y insister, et les moyens employés à cet effet sont trop connus pour que nous les décrivions ici.

De même, dans les blessures de l'œil, les ulcères de la cornée, dans tous les cas, en un mot, qui pourraient par la suite donner lieu à la production d'un phlegmon de l'œil, on procèdera à une désinfection rigoureuse, oculaire et péri-oculaire. On fera minutieusement la toilette du pourtour de l'orbite, des paupières, des culs-de-sac conjonctivaux, de la cornée, etc. ; l'on n'aura garde surtout d'oublier les voies lacrymales ;

dans les cas de larmoiement, le cathétérisme sera pratiqué, suivi d'injections antiseptiques. Nous avons vu M. le professeur Truc insister à maintes reprises sur ce point, et l'on ne saurait trop y revenir, car c'est là qu'il faut chercher le point de départ d'un grand nombre d'infections oculaires.

2° Traitement palliatif. — En présence d'une panophtalmie à son début, on peut d'abord, avons-nous dit, avoir recours au traitement médical. De nombreux moyens ont été employés dans ces cas : onguent mercuriel belladoné au pourtour de l'orbite ; application permanente de glace sur les paupières ; vésicatoires aux tempes, sangsues, ventouses scarifiées ; purgatifs, calomel ou tartre stibié ; sulfate de quinine à haute dose contre l'infection générale, opium contre les phénomènes douloureux. Cette médication, purement symptomatique et surtout antiphlogistique, peut, à ce dernier titre, être utile comme adjuvant du traitement chirurgical (1) ; mais elle a en général peu d'action sur la marche de l'affection. Cependant Galezowski et Hutchinson citent chacun un cas de guérison obtenue uniquement par le traitement médical ; nous ne croyons pas que la statistique se soit enrichie depuis de beaucoup de faits semblables.

Des moyens, palliatifs encore, mais plus chirurgicaux, ont produit de meilleurs effets. C'est ainsi que les larges scarifications, qui amènent une détente du système vasculaire et font cesser l'étranglement de la cornée, ont donné de bons résultats à M. le professeur Forgue (2). Le fer rouge produit également des effets satisfaisants dans les ulcères de la cornée, de même que dans les cas d'infiltration simple de cette membrane ; il faut alors l'appliquer très largement et ne pas

(1) H. Truc, *Montp. méd.*, 1888, t. XI, p. 102.

(2) Soc. de méd. et chir. prat. de Montp., *Montp. méd.*, 1888, p. 136 et suiv.

craindre de cautériser au besoin les deux tiers de la cornée (Abadie, Truc) (1) ; la méthode des cautérisations ignées a été fréquemment employée à la clinique de Montpellier et non sans succès (2). De Wecker a préconisé le curettage de l'ulcère. Dans les hypopyons abondants, une large paracentèse donnera issue au pus et permettra le lavage de la chambre antérieure. Enfin, les injections sous-conjonctivales de sublimé ont paru, dans certains cas, enrayer la marche de la panophtalmie.

Disons encore, pour être complet, que M. le professeur Chalot (3) a déclaré préférer à la cautérisation ignée, pour arrêter une infiltration commençante, l'hydrotomie interstitielle de la cornée ; il y ajouterait, le cas échéant, l'hydrotomie du corps vitré et de la zone ciliaire. M. Chibret (4) (de Clermont-Ferrand) a pratiqué une opération analogue après ablation de la cataracte. Mais rien de pareil n'a été fait, que nous le sachions du moins, dans des cas de panophtalmie. C'est donc là, jusqu'ici, une opération toute théorique.

Quand ces divers procédés auront échoué, et c'est malheureusement le cas le plus fréquent, il faudra en venir à une intervention véritablement curative et rationnelle, au traitement chirurgical.

3° Traitement chirurgical. — On peut ramener à quatre principaux les modes d'intervention chirurgicale qui ont été proposés dans le traitement du phlegmon de l'œil. Ce sont :

1° Les larges incisions cornéennes ; 2° L'énucléation ; 3° L'exentération ; 4° L'évidement.

(1) *Montpellier médical*, 1888.

(2) P. Pansier. Début de panophtalmie arrêtée par le fer rouge et les lavages au sublimé, *Montp. méd.*, 1894, p. 204.

(3) *Ibid.*, p. 136.

(4) *Ibid.*

1° *Larges incisions cornéennes*

Le procédé d'incision large de l'hémisphère antérieur, employé d'abord en Angleterre par Wardrop en 1819 pour combattre l'ophtalmie sympathique, fut bientôt après appliqué au traitement de la panophtalmie. Déjà, auparavant, Caron de Villard ponctionnait l'œil dans le même but ; mais l'incision de Wardrop, plus large, prévalut.

D'autres procédés furent employés par la suite : incision transversale de Bartish, incision verticale de Taylor, plus récemment incision cruciale de M. Boé.

M. le docteur Chibret (de Clermont-Ferrand) a imaginé une méthode qu'il désigne sous le nom de *curage de l'œil*, et que l'on peut rapprocher des incisions larges. Il l'a indiquée en mai 1889, dans la *Revue d'ophtalmologie* et l'a décrite de la façon suivante à la séance du 4 mai 1892, de la Société française d'ophtalmologie :

« Avec un couteau de de Graefe, je détache la cornée selon la moitié inférieure du limbe cornéen ; je déchire, avec la pointe du couteau, l'occlusion pupillaire ou la capsule antérieure du cristallin ; le cristallin sort, le plus souvent accompagné de pus. Prenant alors une seringue d'Anel, à grosse canule, remplie de Hg Cy à 1/1500ᵉ, je l'introduis dans la plaie et pousse en arrière, avec force, une série d'injections dans les différents méridiens du globe, de façon à décoller les parties suppurantes et à les détacher des parties saines....... On doit continuer les injections jusqu'à ce que le liquide revienne clair à plusieurs reprises, ce qui démontre que l'on a entraîné toutes les parties atteintes par la suppuration. (1) »

(1) *Bullet. et Mém. de la Soc. fr. d'opht.*, 1892, t. X, p. 298.

2° *Enucléation*

L'énucléation a été pratiquée dès le XVIe siècle. Mais c'est Bonnet (de Lyon) qui en donna pour la première fois, en 1841, un manuel opératoire pratique. Wite Cooper émit le premier l'idée de l'appliquer au traitement de la panophtalmie, et Prichard, de Bristol, dès l'année suivante, énucléa avec succès vingt yeux panophtalmiés.

Pendant longtemps, l'énucléation fut considérée comme le seul traitement rationnel du phlegmon de l'œil ; et malgré l'avis de quelques rares auteurs, tels que Barth, Scarpa, Taylor (1855), de Brondeau (1) elle régna sans conteste : peut-être même en abusa-t-on. Cependant, on finit par s'apercevoir de ses dangers, et devant quelques résultats malheureux, une réaction se produisit. En 1863, dans une séance de l'assemblée ophtalmologique d'Heidelberg, A. de Graefe, frappé de deux cas de mort à la suite d'énucléation survenues dans sa clientèle, déclare que « l'énucléation dans la période aiguë de l'ophtalmie purulente avec exophtalmie est une mauvaise opération et qu'elle doit être rejetée (2). »

La plupart des chirurgiens se rangent à cette opinion.

Mais, avec l'apparition de l'antisepsie, une révolution s'opère dans l'art chirurgical, et l'énucléation, à laquelle ce nouvel élément enlève une partie de ses dangers, parait regner du terrain. De Wecker lui-même, qui antérieurement l'avait condamnée à la période de suppuration établie (3), revient sur son opinion et convient « que l'observation stricte

(1) Brondeau, Thèse de Paris, 1858.

(2) Séance de l'assemblée ophtalmologique de Heidelberg, 5 septembre 1863.

(3) Première séance du Congrès ophtalmologique international tenu à Londres, 1872.

du pansement antiseptique paraît devoir nous enhardir. (1). »

Cependant l'opportunité de l'énucléation dans la panophtalmie, qui, depuis, a été souvent remise en question dans de nombreuses publications, dans de nombreux Congrès et Sociétés médicales, est loin d'être accepté par tous, et beaucoup s'accordent aujourd'hui à penser que, si cette opération mérite à coup sûr d'être conservée dans le traitement de la panophtalmie, elle ne doit être employée que dans certains cas. et répond à des indications relativement assez restreintes.

Manuel opératoire

Procédé de Bonnet (2). — Les paupières étant écartées, le chirurgien soulève et divise la conjonctive au niveau de l'attache antérieure du muscle droit interne, puis charge le tendon de ce muscle sur un crochet et le divise près de son insertion scléroticale, comme dans l'opération du strabisme. Soulevant ensuite la conjonctive parallèlement à la circonférence de la cornée, il la divise circulairement, et, chemin faisant, glisse le crochet sous le tendon des autres muscles droits pour les soulever, puis les divise près de la sclérotique. Faisant alors attirer le globe oculaire en dehors, il glisse les ciseaux courbes le long de sa face interne, et ne les ouvre que quand ils sont arrivés à la hauteur du nerf optique, pour diviser ce dernier. L'œil se laisse alors attirer en avant, n'étant plus retenu que par les insertions des muscles obliques, que l'on divise pour terminer l'opération.

Procédé de Tillaux. — L'opérateur divise d'abord le tendon du droit externe ; puis, portant le globe oculaire dans l'ad-

(1) *Traité d'opht.*, t. II, p. 466.

(2) *Traité des sections tendineuses*, Lyon, 1841.

duction forcée, il va directement diviser le nerf optique avec des ciseaux, et luxe ensuite le globe oculaire en avant, pour couper de leur face profonde vers leur face superficielle les autres tendons des muscles moteurs de l'œil, qu'on trouve facilement à sa surface.

Telles sont les deux méthodes classiques que l'on peut employer quand le tissu périoculaire est intact. Mais, dans les cas de phlegmon de l'œil, quand la capsule de Ténon infiltrée emprisonne et immobilise l'œil, quand la sclérotique est déjà perforée par le pus, il est parfois nécessaire d'apporter à ces procédés quelques modifications. On pourra alors commencer par débarrasser le globe oculaire du pus qu'il contient, et faire de larges injections antiseptiques.

M. le professeur Panas, après énucléation pratiquée suivant la méthode de Bonnet, fait d'abondants lavages et suture l'ouverture conjonctivale, en laissant un drain dans l'intérieur du vide produit par l'ablation du globe oculaire (1).

M le professeur Truc agit de la façon suivante :

« Fidèle parfois, dit-il, à la méthode de Bonnet, nous détachons successivement tous les muscles droits avant de couper le nerf optique. Après la section musculaire, nous repoussons avec les pouces les paupières en arrière du globe, et celui-ci en quelque sorte hernié, nous coupons le nerf optique. Ce détail mérite attention. Dans certains cas, en effet, où le nerf optique n'a qu'une longueur minime et où les paupières sont résistantes ou gonflées, on expose le tronc nerveux à des tiraillements dangereux.

» Dans bien des cas, le procédé de Tillaux offre l'avantage incontestable d'être plus simple et plus rapide ; nous l'employons souvent.

(1) Routier, thèse de Bordeaux, 1885, Étienne Charles, thèse de Nancy, 1885.

» Nous dépouillons soigneusement l'œil de toutes les parties molles, estimant que celles-ci, quelque minimes qu'elles soient, sont utiles à la confection du moignon. Nous ne faisions pas tout d'abord de suture conjonctivale. Le cercle périkératique bien conservé se replie naturellement vers le fond plus large des enveloppes oculaires, vient naturellement s'appliquer tout autour du nerf optique, et donne un résultat analogue à celui de la suture en bourse. Nous employons maintenant cette dernière.

» Après l'hémostase, après de nouveaux lavages antiseptiques, et une toilette complète de la cavité orbitaire, nous faisons une compression très vigoureuse par-dessus les paupières. Cette compression énergique est à la fois antiseptique et hémostatique. Dès le lendemain ou le surlendemain, la région opératoire est sèche, régulière, et presque susceptible de recevoir un œil arificiel. Cette compression est très anodine et produit une cicatrisation rapide (1). »

C'est encore à cette compression vigoureuse que M. Truc croit devoir attribuer l'absence de douleurs importantes et durables chez ses énucléés, alors que d'autres opérateurs, entre autres M. Chibret, observent d'ordinaire une douleur violente après l'énucléation (2).

3° *Exentération* (3)

L'exentération ou éviscération a été proposée par Alfred Graefe (de Halle), à l'Assemblée des naturalistes de Magdebourg, le 5 septembre 1884. Elle consiste dans l'ablation circulaire de la cornée, l'extirpation des milieux et des membranes profondes de l'œil et le curage absolu de la cavité orbitaire.

(1) *Montpellier médical*, 1er janvier 1889.

(2) Flamand, thèse de Montpellier, 1889, p. 78.

(3) De εκ, εντερευω, éventrer, vider.

Cette opération aurait été pratiquée en même temps par d'autres médecins: Noyes (des États-Unis), Mulder (de Hollande). Elle l'aurait même été antérieurement par Mules (de Manchester (1).

On trouve, en remontant beaucoup plus haut, que d'autres chirurgiens avaient imaginé des opérations qui paraissent se rapprocher plus ou moins de l'exentération. Ainsi Guérin (de Lyon), en 1769, après avoir pratiqué une large ouverture du globe, bourrait de charpie la cavité oculaire pour détruire, par suppuration, les membranes internes (2). Caron de Villard conseillait de vider complètement l'œil, après incision, pour faciliter la prothèse. Sichel, après amputation du segment antérieur, allait enlever, avec l'ongle, les membranes vasculo-nerveuses.

Quoi qu'il en soit, c'est Graefe qui, le premier, en fit une opération bien réglée, en posa les indications et la fit entrer dans la pratique courante.

Nous allons donner, avec le procédé de Graefe, les modifications qui y ont été apportées par d'autres auteurs.

Manuel opératoire

Procédé de Alfred Graefe (3). — « Pour limiter autant que possible la blessure et pour ne pas ouvrir l'espace de Ténon, on incise la conjonctive du bulbe seulement dans une petite étendue, 1 à 2 millimètres du bord de la cornée, et on la détache avec l'étroit anneau adhérent de la sclérotique.

Avec une cuiller mousse on peut maintenant effectuer fa-

(1) *Centralbl. für Augenheilk.*, 1885, p. 82.

(2) Guérin, *Traité des maladies des yeux*, Lyon, 1769, p. 421.

(3) Communication à l'assemblée des naturalistes allemands, Magdebourg, 1884 (Traduit par le Dr Rogmann, in *Ann. d'ocul.*, T. XCIII, p. 250).

cilement l'évacuation totale du bulbe, jusqu'à ce qu'il ne reste que l'enveloppe formée par la sclérotique.

« Pendant cette manipulation, on fait irriguer continuellement avec une solution froide de sublimé (1/5000 ou 1/3000) la partie où l'on opère, préalablement lavée avec un antiseptique, et surtout l'espace occupé par le bulbe ; cet espace est saupoudré d'iodoforme, après arrêt de l'hémorragie qui, en général, est très légère. On réunit la conjonctive avec du catgut, et enfin, après une nouvelle aspersion d'iodoforme, on applique sur la plaie fermée un pansement au sublimé. »

Procédé d'Abadie (1). — Abadie, dans un premier temps, enlève la cornée entourée d'un anneau de limbe scléroticál de 1 à 2 millimètres. Dans un deuxième temps, il procède à l'évidement du globe. Avec la curette de Volkmann, il enlève le cristallin, puis arrache par un raclage énergique toutes les membranes vasculo-nerveuses. Ce temps est difficile et laborieux. L'hémorragie est peu abondante, les vaisseaux étant plutôt broyés que sectionnés. Enfin, dans un troisième temps, il procède aux sutures. Pas d'irrigation continue du champ opératoire.

Procédé de Mavel (2). — Mavel, pour parer aux inconvénients du raclage, a proposé une modification qu'il a essayée sur le lapin, et qui consiste, au lieu de curer à l'aventure, à procéder méthodiquement, en arrachant d'abord l'iris et le muscle ciliaire à leurs insertions scléroticales. On aperçoit alors le bord de la choroïde, que l'on saisit et que l'on décolle jusqu'au nerf optique. On achève ensuite avec la curette de Volkmann, en curettant énergiquement.

(1) Mavel, th. de Paris, 1884-85, p. 23.

(2) *Id.*, *ibid.*, p. 24.

Procédé de Fage (1). — Leblanc cite dans sa thèse un autre procédé employé par M. Fage à la Clinique de l'hospice St-Victor d'Amiens, et dont la différence avec le précédent réside surtout dans l'emploi, au lieu d'une curette tranchante, d'une curette mousse, qui permet de décoller la choroïde par grands lambeaux, au lieu de l'arracher. La douleur et l'irritation sont ainsi moindres, et la réaction post opératoire moins vive.

Nous avons vu que Graefe employait déjà la curette mousse.

Procédé de Mules (2). — Mules (de Manchester) après avoir pratiqué l'éviscération, incise la sclérotique entre le droit inférieur et le droit interne, puis introduit dans la cavité une boule de verre qui doit rester en permanence et qui aurait, dit-il, l'avantage de donner un excellent moignon. Il suture ensuite les bords de l'incision.

4 *Évidement*

Ce dernier procédé fera l'objet de la deuxième partie de notre travail.

(1) Fage, *Valeur et indications de l'exentération du globe oculaire*, Soc. franç. d'opht., 1892. — Leblanc, th. de Paris, 1894.

(2) Soc. d'ophtalmologie anglaise, séance du 12 mars 1885.

CHAPITRE II

DE L'ÉVIDEMENT

I. — BUT, MANUEL OPÉRATOIRE, RÉSULTATS IMMÉDIATS ET ÉLOIGNÉS

La panophtalmie, avons-nous dit, est la suppuration des membranes et des milieux de l'œil. Pourquoi donc traiter cette collection purulente autrement que les autres abcès ? Agit-on avec ceux-ci comme avec une tumeur et les extirpe-t-on avec leurs parois, ainsi qu'on le fait dans l'énucléation ? Va-t-on, sauf dans de rares cas d'abcès tuberculeux, curetter ces parois, comme on le fait en pratiquant l'exentération ? Nous avons des produits purulents : ouvrons-leur une issue; mais ce pus est très épais, parcouru de tractus membraneux qui en rendent l'évacuation difficile : faisons en sorte que l'ouverture soit assez large pour lui livrer passage. C'est là le but que l'on se propose en pratiquant l'évidement de l'œil.

« L'évidement, dit M. le professeur Truc (1), est une simple modification de l'éviscération de Graefe et d'une ancienne opération de Guérin (de Lyon). » Il en diffère assez, cependant, pour être décrit comme une opération bien distincte : le point capital qui le différencie de l'exentération, c'est qu'il

(1) Truc, *Sem. méd.*, 1894, p. 469.

tend à évacuer les produits purulents en évitant soigneusement de toucher aux parois internes de l'œil.

Pratiqué par M. Truc, dès 1887, ce procédé a été décrit ou cité dans le *Montpellier médical* en 1888 (1), dans le *Bulletin de la clinique ophtalmologique* de la même année (2), dans les thèses de Flamand (3) et de Siffre (4) en 1889, dans les *Annales d'oculistique* en 1892 (5), dans un article de M. Terson en 1894 (6), dans la thèse de Leblanc (7) en 1894, enfin dans la *Semaine médicale* du 24 octobre 1894 (8). Mis en question et discuté à la Société de médecine et de chirurgie pratiques de Montpellier (9) le 30 mai 1888, et dans la séance du 4 mai 1892 de la Société française d'ophtalmologie (10), il a été l'objet de diverses objections.

Avant de discuter le bien-fondé des reproches qui ont été adressés à cette opération, nous allons la décrire et dire quelques mots des suites immédiates qu'elle entraîne.

MANUEL OPÉRATOIRE

L'anesthésie générale n'est pas nécessaire, et l'appareil instrumental est des plus simples : un blépharostat, des pinces, un bistouri, des ciseaux, une curette, une seringue d'Anel suffisent.

(1) Truc, *Montp. méd.*, 2e série, t. XI, p. 105.

(2) *Montp. méd.*, 1889, t. XII 2e série.

(3) Flamand, Thèse de Montpellier, 1889.

(4) Siffre, Thèse de Montpellier, 1889.

(5) *De l'évidement de l'œil dans la panophtalmie*, par le professeur Truc, p. 260.

(6) *Midi médical*, p. 85-86, t. III.

(7) Leblanc, Thèse de Paris, 1894.

(8) *L'évidement dans le traitement de la panophtalmie*, par le professeur Truc, p. 469.

(9) *Montp. médical*, t. XI, p. 133 et suivantes.

(10) Vol. X, p. 299 et suiv.

L'opération comprend trois temps : Ablation du segment antérieur, curettage, lavages intra-oculaires. Voici comment M. Truc les décrit (1) :

1er *Temps.* — « L'œil anesthésié et fixé, les paupières écartées, avec un couteau de de Graefe ou un bistouri, on ponctionne dans le diamètre horizontal, à quelques millimètres en arrière de la cornée, à travers la conjonctive ; on contre-ponctionne au point opposé et on sectionne d'arrière en avant ; puis, avec une pince et des ciseaux, en un ou deux coups, on enlève succesivement chaque lambeau scléro-cornéen. C'est fait en un tour de main. L'hémorragie est faible et la douleur très supportable. »

Il faut avoir soin, comme le fait aussi remarquer M. Terson (2), d'enlever la cornée tout entière, et l'iris si c'est possible, pour laisser une large voie d'écoulement et permettre les lavages antiseptiques.

2e *Temps.* — « *Le curettage intra-oculaire* se fait avec une curette quelconque, mousse ou tranchante, *sans toucher les parois scléroticales.* Par un rapide mouvement de circumduction, on détache, on dissocie, on liquéfie les masses purulentes centrales et on les entraîne au dehors. Leur issue est assez facile, et, si l'on évite de toucher les parois, à peu près indolore. »

3e *Temps.*— « *Les lavages intra-oculaires* sont détersifs et antiseptiques. On les pratique avec une seringue quelconque, une petite poire en caoutchouc et de l'eau boriquée ou sublimée tiède. La canule est introduite dans l'œil *sans toucher les parois* et le liquide est poussé normalement. Les membranes dissociées, les filaments, le pus anfractueux sont ainsi doucement expulsés. L'hémorragie est complètement arrêtée ; il n'existe pas de douleur notable.

(1) *Sem. Méd.*, 1894, p. 469.
(2) Terson, *Midi Méd.*, loco cit.

« *Le pansement* consiste en une légère pulvérisation d'iodoforme sur la plaie antérieure, et en l'application de tampons d'ouate hydrophile trempés dans l'eau sublimée et maintenus par une bande de gaze peu serrée. On humecte fréquemment le tout avec la solution sublimée froide.

» *Les pansements consécutifs* sont faits deux fois par jour. Après cocaïnisation, on irrigue doucement la cavité oculaire et on renouvelle les tampons. »

Les résultats de l'opération sont en général excellents. Il se produit bientôt après une détente générale, les douleurs diminuent rapidement, pour cesser souvent dès le second jour, et les autres syptômes de l'infection oculaire s'effacent graduellement. Le pus s'écoule aisément par la large voie qui lui est ouverte, et la suppuration se tarit d'ordinaire en huit ou dix jours, quelquefois plus tôt. « Le globe revient sur lui-même, la plaie antérieure se ferme, et la guérison est complète en huit, dix ou quinze jours. » (Truc). Quant au moignon, il est excellent pour la prothèse volumineux régulier et très mobile.

Tels sont les résultats obtenus chez la plupart des malades opérés à Montpellier, et M. Terson, à Toulouse, déclare avoir observé les mêmes bons effets.

II. — AVANTAGES ET INCONVÉNIENTS DE L'ÉVIDEMENT

On le voit, d'après ce qui précède, l'évidement présente d'incontestables avantages, que l'on peut résumer ainsi : Facilité d'exécution, — douleur minime, — suites opératoires simples, — bons résultats esthétiques et prothétiques.

Facilité d'exécution. Le manuel opératoire en est fort

simple, et c'est presque, comme le dit M. Truc, « une opération de petite chirurgie oculaire ». — Elle n'exige pas une grande préparation morale du malade, qui l'accepte d'ordinaire plus facilement que des interventions plus complètes, et peut par suite être pratiquée extemporanément.

Cette raison ne serait pas suffisante à elle seule pour faire préférer l'évidement à d'autres procédés. Mais, jointe aux autres avantages, elle n'en a pas moins sa valeur.

Douleur. Elle est très supportable ; aussi peut-on se passer de l'anesthésie générale et se contenter de la simple cocaïnisation.

Suites opératoires simples. On ne constate pas, après l'opération, de douleurs qui soient le fait de celle-ci ; pas de réaction post-opératoire violente, pas d'élévation de température ; au contraire, une décroissance graduelle des phénomènes inflammatoires et une guérison rapide.

Avantages esthétiques. Les résultats esthétiques sont ici excellents dans la majorité des cas, et le moignon très favorable pour la prothèse ultérieure. Il ne présente, en effet, ni irrégularités, ni saillies qui puissent, par leur contact avec la pièce prothétique, rendre intolérable le port d'un œil artificiel. Il garde un beau volume, car l'opération a été aussi conservatrice que possible, et présente par suite une grande mobilité.

Pour apprécier d'une façon plus précise le degré de mobilité des moignons, on peut (1), au lieu de se borner à la simple inspection, la mesurer au moyen du périmètre ordinaire.

Le moignon, garni de son œil artificiel, est mis au centre du périmètre ; une bougie placée au zéro de l'appareil projette son image sur le centre pupillaire, l'œil sain regardant

(1) H. Truc, *Montp. Méd.*, 1er janvier 1889.

au loin et en face. On commande alors au sujet des mouvements dans tous les sens, et l'on mesure parallèlement le déplacement angulaire de l'œil artificiel.

L'examen d'un certain nombre d'opérés, a donné les moyennes comparatives suivantes (1) :

	En dedans	en dehors	en haut	en bas
Enucléations	23°	20°	15°	25°
Amput. simples du segm. ant.	31°	27°	20°	30°
Évidement	35°	25°	20°	40°

Leblanc (2) cite comme bons résultats dans deux cas d'exentération :

En dedans	en dehors	en haut	en bas
15°	20°	30°	20°
30°	20°	25°	30°

Chiffres inférieurs aux précédents.

On arrive d'ailleurs souvent dans l'évidement à de bien meilleurs effets ; dans une de nos observations, on peut voir que la mobilité obtenue a été de *45° en dehors* et de *50 en dedans*. Or c'est précisément dans ces deux directions que se remarque le plus le défaut de mobilité de l'œil, et c'est en cela que consiste, comme nous le verrons plus tard, une des infériorités de l'énucléation.

Après l'évidement, il n'est pas rare, avec un œil artificiel bien choisi, que la difformité passe inaperçue, en dehors des mouvements de latéralité très étendus de l'œil, auquel le malade supplée d'ailleurs facilement par une légère rotation de la tête. Il arrive même qu'on peut hésiter à distinguer, de prime abord, l'œil sain de l'œil évidé.

Enfin, la conservation d'un moignon qui évite au malade une mutilation complète, produit certainement sur son état

(1) H. Truc, *Ann. d'oculist.* 1892.

(2) Th. de Paris, 1894, p. 24.

moral de meilleurs effets que l'ablation totale. C'est une chose à considérer que l'illusion de cet « œil moral », pour employer l'expression de M. Truc.

Tels sont les avantages de l'évidement. Quels sont ses défauts ?

Diverses critiques lui ont été adressées, qui, d'ailleurs, ne concordent pas toujours parfaitement entre elles. Tandis que M. Chibret (1) lui reproche de ne pas conserver assez, M. Panas (2), au contraire, lui reproche de conserver trop. Entre ces avis opposés, il y a place pour une opinion moyenne, et cette divergence pourrait donner à penser que l'opération incriminée reste dans un juste milieu, et garde tout ce qu'il faut et rien que ce qu'il faut.

Le reproche le plus sérieux qui lui ait été adressé est « de laisser en place la choroïde, le tractus uvéal tout entier, dont les vaisseaux sont gorgés de pus » (3), et de pouvoir donner lieu par suite à des accidents de propagation septique.

Pflüger (4) n'a aucune confiance aux opérations moins radicales que l'exentération, comme l'évidement, « par la seule raison qu'elles ne donnent jamais une garantie de désinfection absolue, et rendent possible l'ophtalmie sympathique. »

M. le professeur Chalot (5) pense de même : « On doit tout enlever, dit-il, sinon on s'expose à des auto-inoculations qui seront faciles au niveau de la zone ciliaire, des *vasa vorticosa* et autres veines de la région..... On laisse en place des moignons nerveux, des traînées purulentes de la choroïde, d'où des abcès de retour, et l'ophtalmie sympathique. »

(1) Soc. franç. d'ophtalm., 1892.
(2) *Ibid.*
(3) Panas, Soc. fr. d'opht., 1892.
(4) *Ibid.*.
(5) Soc. de Méd. et Ch. prat. de Montp., mai 1888.

Ces critiques sont-elles bien fondées ? Tel n'est pas l'avis de M. Truc (1) : « On veut, écrit-il, éviter la méningite par propagation, et surtout l'ophtalmie sympathique ; mais l'expérimentation et la clinique montrent journellement que ces craintes sont à peu près chimériques. » En effet, un œil qui a déjà suppuré n'est plus à redouter et devient inoffensif. Les vétérinaires le savent bien, et les anciens chirurgiens ne l'ignoraient pas, quand ils s'efforçaient d'amener un œil à snppurer pour préserver son congénère.

La possibilité d'une propagation aux enveloppes cérébrales serait d'ailleurs une bien mauvaise raison pour faire préférer à l'évidement une intervention plus radicale. Jamais, en effet, on n'a observé d'accidents de ce genre après cette opération. Les défenseurs de l'énucléation ne pourraient malheureusement pas en dire autant : la méningite, avec ses redoutables conséquences, n'est pas une complication rare de cette dernière opération. Nous aurons à y revenir dans la suite.

En ce qui concerne l'ophtalmie sympathique, on peut hésiter davantage. Cependant, l'évidement semble devoir s'opposer aux accidents de transmission d'un œil à son congénère.

Diverses théories ont été émises pour expliquer la propagation de ces accidents. D'après ces théories, les voies qu'elle pourrait suivre seraient soit le nerf optique, soit les gaines de ce nerf, soit les lymphatiques, soit enfin les nerfs ciliaires. Cette dernière opinion est, dit Galezowski, celle qui compte le plus de partisans. C'est en effet, remarque le même auteur, la région ciliaire qui 95 fois sur 100, est intéressée dans l'ophtalmie sympathique ; c'est encore par la région ciliaire du côté sain que débutent les troubles réflexes ;

(1) *Sem. Méd.*, 24 oct. 1894.

de plus, ces nerfs sont dès le début douloureux à la pression dans l'organe sympathisé ; enfin, la névrotomie optico-ciliaire a, dans certains cas, une heureuse influence sur l'œil atteint.

Il semble donc que l'ablation de la région ciliaire doive parer aux accidents de sympathisation. Aussi l'amputation du segment antérieur a-t-elle été employée dans ce but, et souvent avec succès ; et, de ce fait, l'évidement de l'œil serait déjà une garantie contre cette affection.

Cette manière de voir n'est pas admise par tous les auteurs, et M. Coppez prétend que « l'amputation du segment antérieur, telle que la vante M. Truc, n'a pas empêché, dans deux cas à sa connaissance, l'ophtalmie sympathique et la perte de deux yeux atteints sympathiquement.» Nous ferons remarquer en premier lieu que l'amputation du segment antérieur n'est pas tout l'évidement : l'issue donnée au pus et les lavages antiseptiques jouent dans ce dernier procédé un rôle important. En outre, nous n'avons pas ces cas sous les yeux, et nous ignorons en quelles circonstances et par suite de quels incidents ces faits ont pu se produire. Il nous est donc impossible de les discuter. Mais, ce que nous pouvons affirmer, c'est qu'après l'opération de l'évidement, accompagnée d'une antisepsie rigoureuse, et telle que nous l'avons exposée, on n'a jamais eu, à Montpellier, à déplorer de pareilles complications.

M. Terson (1), qui a souvent employé ce procédé, déclare aussi que « jamais il n'a vu survenir sur l'autre œil ni iridocyclite, ni irritation sympathique. »

Mais allons plus loin. Admettons un instant que l'ophtalmie sympathique soit à redouter après l'évidement : seraitce une raison pour se priver systématiquement des autres

(1) Terson, *Midi méd.*, 1894.

avantages de cette opération? Faudrait-il dans la crainte d'un accident problématique, et qui, d'ailleurs, serait toujours fort rare, sacrifier complètement d'emblée tous les yeux en suppuration ? Nous ne le pensons pas ; et, dans ce cas, on pourrait encore se contenter de faire d'abord une opération partielle, quitte à énucléer aux premières menaces d'irritation sympathique.

D'ailleurs, si l'on ne peut affirmer sûrement que l'évidement mette complètement à l'abri de ces complications, on peut au moins avancer qu'il ne saurait par lui-même en être la cause.

III. — L'ÉVIDEMENT DE L'ŒIL COMPARÉ AUX AUTRES PROCÉDÉS

Il est donc permis de dire, sans être taxé d'exagération, que l'évidement répond bien aux indications que doit remplir le traitement de la panophtalmie. Y répond-t-il mieux que les autres méthodes chirurgicales employées dans le même but ? C'est ce que nous allons essayer d'établir en le mettant successivement en parallèle avec ces autres méthodes : incisions larges, énucléation, éviscération.

1° ÉVIDEMENT ET INCISIONS LARGES

La plupart des auteurs s'accordent à déclarer les grandes incisions insuffisantes dans le traitement du phlegmon de l'œil. Si large que l'on suppose le débridement de la cornée, qu'on le fasse transversal comme Bartisch, vertical comme Taylor, ou que l'on pratique, comme M. Boé, deux incisions en croix, les effets obtenus n'en seront pas meilleurs.

« Elles sont parfois utiles, dit M. Truc (1), mais toujours

(1) *Montp. médical.* 1888.

insuffisantes. La cornée est infiltrée, plus ou moins rigide, et se prête mal à l'issue du pus oculaire. Celui-ci est épais, bourbillonneux et sort difficilement. L'étranglement panophtalmique persiste souvent. Elles peuvent être rationnelles, mais même les plus généreuses donnent, en somme, de médiocres résultats. »

Et M. Panas (1) : « Qant aux larges incisions, je les crois inefficaces, et il suffit d'avoir fait l autopsie d'un œil atteint de panophtalmie pour s'en convaincre. Le pus, loin d'être collecté en foyer, se trouve réuni en nappe, sous forme d'un gâteau, qui ne pourra être évacué suffisamment par l'incision. »

Leur seul avantage est d'amener un soulagement immédiat, une certaine détente. Mais ce soulagement est momentané, et dans la grande majorité, pour ne pas dire dans la totalité des cas, il faudra en venir à une intervention plus complète.

Uu aûtre de leurs inconvénients, est de ne parer en rien aux dangers de l'ophtalmie sympathique.

Elles paraissent donc, dans le traitement de la panophtalmie, inférieures à l'évidement. On peut en dire autant du procédé de M. Chibret. Le curage de l'œil dérive de la même pensée que l'évidement : inutilité fréquente de l'énucléation et de l'éviscération (2), et tient le milieu entre l'évidement et les simples incisions. Il se rapproche cependant plutôt de ces dernières, et reste passible des mêmes critiques. L'incision à lambeau cornéen inférieur paraît bien insuffisante pour donner issue au pus phlegmoneux. Aussi l'auteur du procédé y ajoute-t-il une injection poussée avec force le long des parois internes de l'œil, « avec une pression mi-

(1) Soc. franç. d'opht., 8 mai 1888.
(2) *Ann. d'oculist.*. 1892. note p. 263.

nima de deux à trois atmosphères, qu'il dépasse probablement même dans certains cas » Ces manœuvres, qui doivent être fort douloureuses, seraient suffisantes pour évacuer le pus, car, dit M. Chibret, « cliniquement, l'ophtalmitis se présente à nous alors qu'il n'intéresse encore que le segment antérieur de l'œil.» Mais comme le fait remarquer M. Coppez, (1), le pus va d'ordinaire beaucoup plus loin, et les injections forcées, loin d'arrêter l'infection, pourraient bien, au contraire, la propager et l'aggraver en entraînant des germes septiques jusque dans les gaînes du nerf optique.

Il est vrai que M. Chibret opère de bonne heure, et avant même que les perceptions lumineuses aient disparu. Dans un seul cas, sur les dix-huit qu'il a cités à la Société française d'ophtalmologie, douze jours s'étaient écoulés depuis l'infection, et il a dû avoir recours par la suite à l'énucléation.

« Il suffit, dit M. Leblanc (2), d'essayer ce procédé pour se convaincre de la difficulté que l'on éprouve, dans la majorité des cas, à entraîner ainsi les produits purulents qui forment une masse compacte, reliés qu'ils sont entre eux par des tractus multiples. Cela exige donc une large ouverture, et même après plusieurs jours de ce traitement on constate encore des phénomènes douloureux et de la rétention purulente. »

Au point de vue de la prothèse, le résultat, dit M. Chibret, est excellent. Le moignon est sans doute volumineux ; mais ne risque-t-il pas de l'être trop ? Si le défaut de volume a ses inconvénients, l'excès a les siens. L'œil artificiel, ne trouvant pas de place pour se loger, bridé par les paupières, empêchera leur occlusion et fera une saillie disgracieuse. Comprimé par l'orbiculaire, appuyé contre le moignon, il ne pourra se mouvoir, sera douloureux, irritant, et pourra même amener des complications.

(1) *Soc. franc. d'opht.*, loc. cit.

(2) Thèse citée, p. 29.

On peut se rendre compte d'ailleurs, d'après le tableau que nous avons reproduit (1), que l'ablation simple du segment antérieur donne, au point de vue de la prothèse, des résultats inférieurs à ceux de l'évidement, et l'on voit parfois, à la suite de la première opération, des moignons trop volumineux rendre difficile ou insupportable le port d'une pièce prothétique ; à plus forte raison peut-on craindre cet inconvénient quand on conserve, comme dans le curage de l'œil, la presque totalité de cet organe.

2° ÉVIDEMENT ET ÉNUCLÉATION

M. le professeur Panas a reproché à l'évidement d'être une opération incomplète. Si l'on a une critique à adresser à l'énucléation, ce n'est certes pas celle-là ; mais peut-être est-on en droit de la trouver parfois trop complète.

Nous ne voulons pas dire que l'énucléation soit une mauvaise opération et qu'elle doive être rejetée de parti pris. Il est des cas où aucune autre méthode ne pourrait la suppléer. Mais, comme toute opération, elle a ses indications et ne saurait convenir dans toutes les circonstances. Conserver tout ce qui peut l'être est une règle en chirurgie générale : pourquoi la chirurgie oculaire y ferait-elle exception ?

Plusieurs ophtalmologistes d'une haute compétence ont cependant voulu faire de l'énucléation le traitement de choix et même le seul traitement rationnel de toute panophtalmie bien établie. Cette opinion n'est-elle pas trop absolue, et les faits lui donnent-ils raison ? Est-il bien nécessaire, pour enlever le pus, d'enlever en même temps l'œil qui le contient ? C'est ce que nous allons discuter.

Une intervention aussi radicale que l'énucléation ne saurait

(1) Voir page 35.

être acceptée de préférence à une opération plus conservatrice, comme l'évidement, qu'à la condition de mieux répondre aux indications que doit remplir le traitement, c'est-à-dire d'obtenir une guérison plus certaine et plus rapide, de s'opposer plus sûrement à la propagation de l'infection, et de préparer une meilleure prothèse oculaire.

a) *La guérison* est en général promptement obtenue dans l'énucléation. C'est, a-t-on dit, un point capital, surtout pour certains malades, les ouvriers, par exemple, obligés de reprendre rapidement leur travail (1).

Peut-être est-elle un peu plus lente avec l'évidement ; mais ce léger désavantage est largement compensé par l'existence d'une mutilation notablement moindre ; ce résultat esthétique vaut bien un traitement un peu plus long, même pour un ouvrier auquel une difformité trop apparente peut causer du tort en maintes circonstances. Et encore, dans nombre de cas, l'évidement a-t-il des résultats rapides. La guérison s'obtient en quinze jours, quelquefois en huit jours, comme dans une des observations que nous rapportons plus loin (2).

b) *La propagation de l'infection* peut se traduire, soit par une ophtalmie sympathique, soit par des accidents méningitiques.

Contre l'*ophtalmie sympathique*, il est certain que l'énucléation donne de bonnes garanties. On ne peut affirmer, d'une façon absolue, qu'il en soit de même de l'évidement, bien que l'on ne puisse non plus l'accuser de produire cette affection. Nous nous sommes suffisamment étendu sur ce point pour n'avoir pas à y revenir.

Contre *les accidents méningitiques*, l'énucléation est loin de donner des résultats aussi favorables. Fréquemment, elle

(1) Siffre, Thèse citée, p. 72.

(2) Voir observation I.

a été suivie de mort par méningite. Siffre, dans sa thèse, en rapporte quarante-cinq cas, dont plusieurs survenus quarante-huit heures, et l'un même vingt-quatre heures après l'intervention ; d'autres se sont produits depuis, et Kalt en a rapporté deux. Il est juste de reconnaître qu'un certain nombre de ces faits ne sauraient être mis sur le compte de l'opération, que d'autres étaient antérieurs à l'ère antiseptique : Il en reste cependant encore trop qui sont dus à l'énucléation elle-même.

Quelle est la genèse de ces accidents, et comment se fait la propagation de l'inflammation de la cavité orbitaire à la cavité crânienne ?

Les voies qu'elle peut suivre sont multiples.

A) — Ce n'est point, comme on pourrait le penser de prime abord, par l'intermédiaire du tissu cellulo-graisseux de l'orbite qu'elle s'effectue. Ce dernier, en effet, est séparé du globe oculaire par la capsule de Ténon, qui, bien qu'inégalement épaisse suivant les points, n'en est pas moins continue, et sépare la cavité orbitaire en deux loges dont la postérieure restera à l'abri de l'infection, si l'opération a été bien faite et si la capsule n'a pas été lésée ; mais, si l'on vient à l'ouvrir, il n'en sera plus de même.

B) — Il est une autre voie de communication plus importante au point de vue qui nous occupe : ce sont les gaînes du nerf optique, bien connues depuis les travaux de Schwalbe.

Ces gaînes, qui accompagnent le nerf dans son trajet intra-orbitaire, sont au nombre de trois, fournies par les enveloppes du cerveau : gaîne externe ou durale, venue de la dure-mère ; gaîne moyenne ou arachnoïdale, venue de l'arachnoïde, gaîne interne ou piale, venue de la pie-mère ; les deux premières réunies forment les deux tiers externes de la sclérotique, la troisième en forme le tiers interne. Entre les gaînes durale et arachnoïdale se trouve l'espace sus arachnoïdal ou sous dural, qui disparaît au niveau de la sclérotique par fusion des deux premières gaînes ; entre l'arachnoïdale et la piale est l'espace sous-arachnoïdal ou intervaginal, qui persiste dans l'intérieur de cette membrane, et n'est séparé de la choroïde que par la mince portion de sclérotique fournie par la gaîne piale. Les deux espaces communiquent entre eux par des ouvertures de la gaîne arachnoïdale ; de même, ils communiquent avec les espaces qui séparent, dans le cerveau, les membranes qui leur ont donné naissance.

C) — Les gaînes que nous venons de décrire constituent une voie de communication : M. Panas a montré que le bleu de Prusse introduit dans le vitré d'un animal passe rapidement, par ces gaînes, dans le cerveau.

D) — De plus, les méninges et le fond de l'œil sont encore en rapport entre elles, par l'intermédiaire de la capsule de Ténon, grâce aux espaces lymphatiques qui se trouvent autour des artères ciliaires postérieures et des vasa vorticosa ; ces espaces mettent en communication l'espace de Ténon et la lamina fusca.

E) — Enfin, le docteur Colsmann (de Barmen) pense que les accidents peuvent prendre naissance dans une infiltration inflammatoire de l'espace vaginal, laquelle, née dans cet espace, s'est propagée dans le nerf sectionné.

On le voit, ce n'est pas sans raison qu'on a appelé l'œil l'antichambre du cerveau. Des dispositions des gaînes du nerf optique, il résulte que, quand on coupe ce nerf, on ouvre des espaces qui se trouvent en communication directe avec la cavité crânienne ; on comprend donc facilement que l'infection puisse se produire par cette voie.

Elle peut suivre aussi les gaînes elles-mêmes : où passe le

bleu de Prusse, comme le remarque Flamand, les staphylocoques, plus petits que les grains du bleu de Prusse, peuvent bien passer aussi.

Quant la capsule de Ténon est lésée, ce qui est à redouter au cours de l'énucléation, c'est encore, nous l'avons vu, une nouvelle porte ouverte aux migrations microbiennes.

Le traumatisme causé par l'opération peut aussi devenir une cause d'inflammation de l'espace vaginal et des espaces lymphatiques dont nous avons parlé plus haut.

C'est là le côté faible et le grand danger de l'énucléation ; c'est pour y remédier que Graefe a préconisé l'éviscération, et, sur ce point, on ne saurait nier que l'évidement offre des garanties plus sérieuses que l'énucléation ; car, respectant toutes ces zones dangereuses et s'en tenant même à bonne distance, il ne saurait, de ce chef, devenir la cause d'une propagation inflammatoire du côté des méninges.

Résultats esthétiques. — Ici, on peut le dire sans crainte, l'avantage appartient incontestablement à l'évidement.

Tout d'abord, on remarque chez les énucléés, même après la mise en place de l'œil artificiel, une dépression de la paupière supérieure, d'un effet très désagréable, surtout quand les yeux sont fermés, et que l'on ne retrouve pas chez les évidés, grâce au volume de leur moignon.

Ensuite, et c'est là le point capital, ce moignon est beaucoup plus mobile. Nous avons vu quelle est la mobilité relative des moignons après chacune des deux opérations. Dans le sens vertical, la différence entre les deux est peu accusée, et les mouvements dans l'un et l'autre cas sont presque normaux. Cela se comprend, d'ailleurs, car dans ces cas le releveur de la paupière supérieure vient joindre son action à celle du droit interne.

Il est d'ailleurs assez rare que l'œil ait à exécuter, soit en haut, soit en bas, des mouvements bien étendus. Il n'en est pas de même dans le sens transversal, et c'est précisément en cela que réside la supériorité de la prothèse après évidement. Il y a encore une notable différence avec l'œil sain, car la pièce prothétique venant heurter, en dedans ou en dehors, l'un ou l'autre angle de l'œil, est arrêtée dans sa course. Mais les mouvements sont bien plus étendus qu'avec les moignons énucléés. Les moyennes obtenues (voir p. 35) donnent, pour le champ d'excursion de l'œil :

Après énucléation. .	23° en dedans	20° en dehors
Après évidement . .	35° —	25° —

et nous avons vu que l'on a obtenu dans un cas jusqu'à 45 et 50 degrés.

Il ne saurait donc y avoir aucune hésitation sur ce dernier point.

« Il y a bien là quelques causes d'erreur provenant du malade, de la forme ou du volume de la pièce artificielle, de l'observateur, etc..., mais elles sont peu importantes (1). »

Tels sont les avantages principaux de l'évidement. Mais ce ne sont pas les seuls.

Opération conservatrice, il est facilement accepté par le malade, qu'effraie, au contraire, une ablation totale, à laquelle il ne se résout qu'à grand peine.

Il est peu douloureux et facile à exécuter, tandis que l'énucléation, relativement assez simple dans les cas ordinaires, devient souvent, comme nous l'avons vu, d'une exécution très laborieuse dans la panophtalmie.

Enfin, gardant un moignon volumineux, il ne présente pas, chez les enfants, le grave défaut de l'énucléation, qui amène

(1) Truc, *Annales d'oculistique*, 1892.

une atrophie parfois considérable de l'orbite et même du côté correspondant de la face.

Pour tous ces motifs, il semblerait donc que l'évidement dut être appliqué au traitement de la panophtalmie, toutes les fois du moins que des désordres trop étendus, des lésions trop avancées ou des circonstances particulières dont nous aurons à nous occuper en parlant des indications, ne viendraient pas imposer une intervention plus radicale.

Il n'en est rien cependant, et beaucoup de chirurgiens persistent à vouloir appliquer l'énucléation à tous les cas de phlegmon de l'œil. Tout le monde n'est pourtant pas de cet avis, et à l'autorité incontestée de nombre d'ophtalmologistes parmi lesquels nous nous contenterons de citer M. Panas, on peut opposer l'incontestable compétence de beaucoup d'autres qui, tout en reconnaissant qu'enlever un œil est parfois une fâcheuse nécessité, pensent qu'on ne doit en venir là que lorsqu'on ne peut faire autrement. C'est l'avis de De Graefe, qui condamnait l'énucléation dans la panophtalmie, celui de De Wecker, de Desmarres, de Sichel, d'Abadie, de Meyer, de Pflüger, de M. le professeur Truc, de M. le professeur Terson..... Et pour clore cette énumération qu'il serait aisé de faire plus longue, nous rappellerons que M. le professeur Gayet, bien qu'il se soit déclaré partisan de l'énucléation dans le traitement du phlegmon de l'œil, n'en appelle pas moins cette inutile mutilation « l'opprobre de la chirurgie oculaire. »

Cependant, disons-le pour terminer, les actes ne sont pas toujours conformes aux principes. Il est un cas où les partisans de l'énucléation eux-mêmes renoncent à l'employer : je veux parler des panophtalmies post-opératoires Il est bien difficile au médecin qui a enlevé un cristallin de proposer au patient une nouvelle opération aussi radicale que celle-ci. « J'ai déjà observé dit M. Truc, bon nombre de panophtalmies opératoires ; eh bien ! je n'ai jamais vu pratiquer l'énucléation immédiate, ou du moins, je n'ai pas encore rencontré un chirurgien enlevant un œil purulent préalablement opéré par lui-même de la cataracte. »

Résumons cette comparaison.

L'énucléation amène parfois une guérison un peu plus rapide ; mais l'évidement donne un résultat esthétique bien supérieur.

L'évidement est une opération très simple ; l'énucléation dans la panophtalmie devient souvent très difficile.

L'évidement n'est peut-être pas une garantie absolue contre l'ophtalmie sympathique, bien qu'on n'ait pas encore, à notre connaissance, observé cette complication ; mais de son côté l'énucléation ne met pas à l'abri de la méningite : elle en est même par fois la cause déterminante.

Ces deux opérations ont donc chacune des qualités et des défauts bien opposés et par suite des indications bien différentes. Mais, sauf dans les cas spéciaux où l'on devra recourir à l'énucléation, l'évidement présente d'indéniables avantages.

3° ÉVIDEMENT ET ÉVISCÉRATION

L'évidement partage avec l'éviscération une partie de ses qualités. C'est, en effet, une modification de cette dernière opération, et il en diffère surtout par la suppression du raclage des parois du globe. Cette suppression nous paraît absolument rationnelle. La panophtalmie est, en somme, un phlegmon oculaire : va-t-on, dans un phlegmon, dans un abcès ordinaire, arracher les parois qui enferment la collection purulente ? Et pourquoi traiter un abcès oculaire autrement qu'un abcès cutané ou un abcès cavitaire ? Cette seule modification présente de sérieux avantages : elle simplifie l'opération, la rend moins douloureuse, atténue la réaction post-opératoire, diminue les chances de propagation septique, et donne un meilleur résultat prothétique.

1° *Simplicité plus grande.* — L'ablation par le curettage de la choroïde et de la rétine est d'ordinaire une opération fort laborieuse ; elle est particulièrement difficile, lorsque des lésions antérieures ont amené entre les diverses membranes de l'œil des adhérences artificielles anormales. L'évidement simple de l'œil supprime cette difficulté.

2° *Douleurs.* — Elles sont souvent atroces dans l'exentération ; aussi ne peut-on guère se passer de l'anesthésie générale. On comprend sans peine que l'arrachement par lambeaux des membranes vasculo-nerveuses, qui exige un curettage énergique, soit horriblement douloureux, et ceux mêmes qui l'emploient sont obligés d'en convenir.

3° *Réaction post-opératoire.* — Elle est très vive dans l'éviscération, ce qui s'explique fort bien par l'attrition des tissus causée par la curette, et par les douleurs violentes qu'amène cette façon de procéder. L'opération calme les douleurs qui sont le fait de la panophtalmie, mais elle en amène d'autres que les malades différencient très bien des premières (Mavel). Rien de semblable dans l'évidement.

4° *Innocuité plus grande.* — Par le raclage, surtout quand il est pratiqué avec une curette tranchante, on risque de pénétrer dans l'espace vaginal, qui n'est séparé de la choroïde que par un mince lambeau de sclérotique formé par la gaîne piale ; on pourrait même, car le curettage doit parfois être très énergique, perforer complètement la sclérotique. Dans un cas comme dans l'autre, on ouvre une voie de communication entre le cerveau et l'œil, et on s'expose à la propagation de l'infection et à la méningite.

Reste l'ophtalmie sympathique. Nous avons déjà dit ce

qu'il faut penser de ses rapports avec l'évidement de l'œil. Nous ajouterons seulement qu'elle ne saurait fournir un argument en faveur de l'exentération, puisqu'elle s'est produite à la suite de cette dernière opération ; Cross en a rapporté deux cas (1).

5° *Résultats prothétiques.* Le moignon obtenu par l'exentération est excellent, très favorable à la prothèse, et préférable à celui que donne l'énucléation ; mais celui que donne l'évidement ne lui cède en rien, et lui est même supérieur. On pouvait le penser à priori, puisque, en enlevant moins de parties molles, on conserve un moignon plus volumineux et plus mobile ; et les résultats fournis par la mesure du champ d'excursion de l'œil artificiel au moyen du périmètre confirment cette manière de voir. On constatera, en se rapportant aux tableaux déjà cités (2), que l'œil artificiel après l'évidement offre une plus grande mobilité en dedans et en dehors, c'est-à dire dans les directions les plus importantes au point de vue esthétique.

Mais nous n'avons examiné ci-dessus que les procédés d'éviscération les plus fréquemment employés, les plus classiques, ceux d'Alf. Graefe et d'Abadie. Nous avons vu que diverses modifications leur ont été apportées, dans le but précisément de parer à certains des inconvénients que nous avons signalés.

Procédé de Mavel. Si l'on pouvait légitimement conclure du lapin à l'homme, ce procédé aurait sur l'exentération classique quelques avantages, entre autres celui de permettre de voir ce que l'on fait, au lieu de curer à l'aveugle. Mais la scié-

(1) Cross, the Lancet, 1887, II, *Two cases of sympathetic ophtalmitis occurring after evisceration.*

(2) Voir page 35

rotique de l'homme n'offre-t-elle pas une résistance moindre que celle du lapin (1), surtout quand la suppuration est déjà établie depuis quelque temps ? M. Mavel, d'ailleurs, après avoir méthodiquement enlevé les membranes de l'œil, procède à un grattage *énergique*, et retombe ainsi dans un des inconvénients de l'exentération d'Abadie, en s'exposant à ouvrir l'espace vaginal.

De plus, il nous semble que l'arrachement de l'iris et du muscle ciliaire, qui constitue le premier temps de l'opération, doit être fort douloureux.

Procédé de Fage. L'emploi de la curette mousse atténue certainement une partie des défauts de la curette tranchante, mais sans les faire disparaître complètement. L'opération, dit M. Leblanc, est plus facile et permet d'enlever la choroïde par grands lambeaux au lieu de la déchiqueter : elle est encore cependant plus compliquée que l'évidement. La réaction post-opératoire et les douleurs sont moindres : elles n'en existent pas moins. Enfin, c'est toujours à un curettage vigoureux qu'il faut se livrer, et nous avons vu quels en sont les dangers.

Procédé de Mules (de Manchester). La boule de verre que Mules enferme dans la sclérotique après éviscération est au moins inutile. Elle fournit, dit-il, un beau moignon, excellent pour la prothèse. Mais le moignon obtenu par l'évidement est bien suffisant, et nous ne voyons pas en quoi celui de Mules lui serait supérieur.

La boule peut se briser, et il faut alors faire l'énucléation immédiate. Il est vrai que Mules a proposé, pour parer à cet inconvénient, d'employer des sphères en aluminium (2). Mais,

(1) Flamand., Th. de Montpellier, 1889.

(2) Pansier, *Traité de l'œil artificiel.*

si bien tolérée qu'elle soit, d'après Mules, sa boule n'en constitue pas moins un corps étranger, toujours dangereux.

Aucun de ces procédés ne répond donc complètement au but qu'il se propose, et nous pouvons conclure que l'évidement est encore, de ces deux opérations, celle qui obtient, de la façon la plus simple et la moins dangereuse, le résultat le plus satisfaisant.

IV.— INDICATIONS ET CONTRE-INDICATIONS

Quelque partisan que l'on soit de l'évidement dans la panophtalmie, on ne saurait vouloir l'ériger en méthode absolue pour tous les cas qui peuvent se présenter. Il peut rendre de grands services, nous croyons l'avoir montré ; mais à la condition d'être employé dans les circonstances seules où il est supérieur aux autres méthodes chirurgicales.

Essayons de déterminer quelles sont ces circonstances, et voyons tout d'abord quand il doit être rejeté.

Contre-indications. — 1° On ne peut conseiller d'évider quand le pus n'occupe encore que la chambre antérieure. Le traitement de la panophtalmie doit être, comme on l'a dit, chronologique, et on aura recours dans ce cas aux moyens palliatifs. L'évidement ne sera pratiqué que lorsque l'inflammation aura envahi le segment postérieur et qu'il y aura du pus dans le vitré.

2° Lorsque, dans le cours d'une panophtalmie, on verra éclater des troubles sympathiques, le mieux sera d'énucléer sans retard.

3° Lorsqu'un traumatisme très grave a désorganisé le globe et produit l'éclatement de la sclérotique, on ne pourrait raisonnablement songer à pratiquer l'évidement ; ici encore l'énucléation s'impose. Il en est de même dans les cas de blessure avec perte de la vision accompagnées de la présence d'un corps étranger ayant perforé une seconde fois les membranes de l'œil.

4° Quand l'inflammation, dépassant les limites du globe, aura déjà envahi le tissu périoculaire, à plus forte raison quand le pus, perforant la sclérotique, stagnera en clapiers, une opération plus radicale que l'évidement est nécessaire.

5° Dans les cas de phlegmon de l'orbite, avec envahissement des gaînes du nerf optique, l'énucléation elle-même est parfois insuffisante à arrêter la marche des accidents septiques. L'évidement ici ne serait pas de mise.

6° Enfin, dans certains cas où il est permis d'hésiter sur le choix de l'opération à pratiquer, on tiendra compte de l'âge, du malade, de sa condition sociale. Les beaux résultats prothétiques sont moins utiles par exemple chez le vieillard ; il est des personnes qui tiennent peu à l'esthétique ; il en est même qui refusent de porter un œil artificiel. Enfin, il est des circonstances où le malade tient absolument à une guérison très rapide, au détriment des autres avantages. On aura alors recours à l'énucléation.

Indications. — Dans tous les autres cas de plegmon de l'œil, l'évidement nous paraît indiqué.

Il l'est en particulier dans les panophtalmies secondaires, pour le traitement desquelles les partisans de l'énucléation eux-mêmes renoncent à employer ce procédé. Ici, en effet, l'ablation totale n'a pas de raison d'être, puisque son but est d'empêcher le pus de se propager ; or il y a déjà, quelque part ailleurs, un foyer infectieux. L'évidement fournit dans ces cas de bons résultats, et nous en rapportons plusieurs observations.

Ce que nous venons de dire peut s'appliquer aux phlegmons

oculaires consécutifs aux tares organiques, comme l'albuminurie, le diabète.

De même, dans les panophtalmies primitives avec généralisation de l'infection, l'énucléation ne servirait à rien, puisque la propagation à laquelle elle aurait pu s'opposer s'est déjà produite.

L'évidement a encore une indication très nette lorsque des symptômes de méningite accompagnent une panophtalmie. En effet, si l'énucléation a été conseillée tout à fait au début de cette affection, où elle a paru avoir des effets favorables, elle doit être absolument rejetée, de l'avis général, quand les symptômes méningitiques sont en pleine évolution.

Enfin, l'évidement est préférable à tout autre mode d'intervention dans tous les cas de phlegmon primitif, tardif ou précoce, qui ne s'accompagnent pas des circonstances mentionnées aux contre-indications. On peut le recommander d'une façon toute particulière pour les enfants ; et, chez ces derniers, on ne pratiquera l'énucléation que lorsqu'elle sera absolument nécessaire ; car, outre qu'ils sont plus sujets aux complications du côté des méninges, l'extirpation totale de l'organe amène chez eux un arrêt de développement de l'orbite, et une difformité des plus désagréables.

En tenant compte des considérations qui précèdent, l'évidement de l'œil nous paraît préférable à toute autre opération ; et l'on pourrait, à plus juste titre, semble-t-il, lui appliquer ce qui a été dit de l'exentération : « L'adopter, c'est répondre aux exigences de la chirurgie moderne, qui, au point de vue scientifique, doit tendre à la perfection, et au point de vue social, aux méthodes les plus conservatrices. »

CHAPITRE III

OBSERVATIONS

I. FAITS RELATIFS A DES PANOPHTALMIES PRIMITIVES PRÉCOCES

1° PANOPHTALMIES POST-TRAUMATIQUES

Observation I

(*Inédite.* — Communiquée par M. Truc et recueillie par M. Gaudibert, aide de clinique ophtalmologique)

Traumatisme. — Irido-choroïdite suppurée OD. — *Évidement.* — Guérison rapide.

M. X..., quarante ans, sans antécédents héréditaires ; syphilitique ; surdité assez marquée du côté droit depuis six ans. N'a jamais eu d'affection oculaire ; vue antérieure très bonne ; pas de larmoiement habituel.

Le malade était dans son jardin en train de dérouler un faisceau de fils de fer, lorsqu'un fil vint à se briser, et en se détendant atteignit son œil droit. Instantanément il ressentit de violentes douleurs, momentanément calmées par des compresses d'eau boriquée tiède.

Une heure après l'accident, le malade est conduit à la Clinique, où il est aussitôt examiné. Il présente les lésions suivantes :

Paupières congestionnées, commençant à s'œdématier ; ni ecchymoses ni blessures ; conjonctive bulbaire fortement hyperémiée. La cornée est transparente ; elle présente à sa partie inféro-interne une petite plaie d'un millimètre d'étendue, paraissant n'intéresser que les couches superficielles. Chambre antérieure trouble ; un peu d'hyphéma. Coloration irienne diffuse. Réflexe pupillaire en partie aboli. Dilatation pupillaire moyenne. Œil hypertonisé. Vision quantitative : ne distingue que la lumière vive.

A l'éclairage oblique, on éclaire difficilement au delà de la pupille ; les rayons lumineux sont arrêtés au niveau du cristallin par une masse noire complètement opaque, ne permettant pas l'éclairage du vitré.

A l'ophtalmoscope, impossibilité absolue d'éclairer le fond de l'œil en faisant regarder le malade, soit en haut ou en bas, soit en dehors ou en dedans.

Le blessé, mis au courant de l'état grave de son œil, est renvoyé après un pansement boriqué, avec cocaïne et ésérine.

Revu le soir même, il présente, en plus des phénomènes préexistants, un trouble plus prononcé des milieux ; l'orifice pupillaire est en partie envahi par des dépôts fibrineux opalescents. Fait à remarquer, la conjonctive bulbaire blanchit, avec une légère teinte jaune paille. Du chémosis séreux apparaît à la partie inférieure de la cornée.

Le lendemain, augmentation des phénomènes précédents : chémosis total, infiltration, trouble des milieux, exsudats blanchâtres ayant envahi la chambre antérieure ; œil très dur. Exophtalmie considérable avec œdème des paupières, ecchymosées et d'un rouge vineux. Douleurs orbitaires et périorbitaires très vives ; fièvre, insomnie, inappétence. En somme irido-choroïdite suppurée et début de panophtalmie.

En présence de cette affection, M. Truc propose et pratique l'évidement.

Le vitré est en pleine suppuration et sort en bloc.

Lavages intraoculaires, iodoforme, pansement contentif.

Le lendemain, nouveaux lavages. Les phénomènes douloureux s'atténuent.

Les jours suivants, l'état s'améliore. Plus de suppuration. Le segment postérieur commence à s'atrophier ; la brèche se cicatrise avec dégonflement des paupières et disparition de l'inflammation.

Le *huitième jour*, le malade sort et reprend ses occupations ordinaires.

Observation II

(TERSON, *Midi Médical*, 1893, p. 86.)

Plaie pénétrante et contuse de la cornée ; infection immédiate suivie de panophtalmie OD. — *Évidement.*

P..., douze ans, jouant avec un petit pistolet à ressort, cherchait à voir le mécanisme de l'instrument par l'ouverture du canon, lorsqu'il reçut au centre de la cornée de l'œil droit, un projectile en pointe, qui pénétra profondément dans l'œil. Dès le lendemain, hypopyon ; après quarante-huit heures, phlegmon déjà prononcé ; symptômes généraux assez graves. L'évidement de l'œil est pratiqué le sixième jour. Le lendemain de l'intervention, nous observons sur presque tout le corps une éruption scarlatiniforme indiquant un certain degré d'infection générale. Tous les accidents cèdent à l'emploi de la quinine. Il est finalement resté un moignon assez régulier, préférable pour la prothèse à celui qu'aurait donné l'énucléation, dont les suites pouvaient être funestes. La guérison se maintient depuis plus d'un an.

Observation III

(*Inédite*. Clinique ophtalmologique, 1895)

Blessure par éclat de pierre. — Panophtalmie OG. — *Evidement*.

R... (Pierre), cinquante ans, cultivateur ; pas d'antécédents morbides, pas de larmoiement. Dans la matinée du 27 mars 1895, a reçu, en piochant, un éclat de pierre dans l'œil gauche ; immédiatement, douleurs très vives, qui se sont calmées dans la journée pour reprendre plus fortes dans la nuit et qui ont persisté depuis lors.

Après l'accident la vue s'est troublée ; elle est devenue nulle depuis le 28.

Entre à l'hôpital le 30 mars.

Etat actuel : OD normal.

OG : œdème palpébral ; exophtalmie prononcée ; mouvements du globe de l'œil très limités ; chémosis intense. La cornée, opaque, purulente, présente une perforation centrale ; en haut, on entrevoit à peine l'iris, blanchâtre et purulent. Douleurs oculaires et périorbitaires atroces, empêchant tout sommeil. De temps en temps quelques frissons.

Le jour même M. Truc pratique l'évidement. Larges lavages antiseptiques.

Les jours suivants, lavages biquotidiens. Les douleurs ont disparu après l'opération ; les autres phénomènes s'amendent. Le malade sort au bout de quelques jours. Reviendra dans une quinzaine choisir un œil artificiel.

Observation IV

(*Inédite* ; Clinique ophtalmologique, 1892.)

Traumatisme oculaire OD. — Panophtalmie. — *Evidement.*

A... (Antonin), cultivateur, a reçu, en piochant, un éclat de pierre dans l'œil droit ; au moment de l'accident, douleur légère et diminution immédiate de la vision ; bientôt après, douleurs violentes, oculaires et périorbitaires. Traitement suivi : instillations avec collyre à la cocaïne.

Entre à la Clinique le 28 avril 1892, lendemain de l'accident.

Examen du malade : Facies vultueux, prostration très marquée, température un peu au dessus de la normale (37°8).

OD. Région oculaire très tuméfiée ; le malade ne peut ouvrir les paupières. Sécrétion lacrymale très abondante, mucopurulente. On constate, en entr'ouvrant les paupières, un chémosis très intense ; cornée très trouble ; chambre antérieure diminuée de profondeur ; hypohéma. — Iris très terne, pupille obstruée par de légers exsudats. L'œil est douloureux à la pression. Tn = + 1. Vision nulle, pas même quantitative.

OG. normal.

Le lendemain, le gonflement et l'exophtalmie ont augmenté ; dureté très grande du globe oculaire ; douleurs violentes ; chémosis très intense. La conjonctive bulbaire fait saillie à travers la fente palpébrale.

Traitement : Antisepsie, cocaïne, section de la commissure externe, pour empêcher la compression du globe oculaire ; ponction avec le de Graefe en dedans et en dehors ; pansement humide ; application permanente de glace.

Le 30 avril, le chémosis a augmenté ; le gonflement persiste, les douleurs augmentent, empêchant le malade de dormir ; six sangsues à la tempe ; même traitement.

Les applications de glace, les pansements antiseptiques, les lavages, les sangsues, les ventouses scarifiées sont appliquées les jours suivants. Le 7 mai, les douleurs ont disparu, l'œil est moins dur, le gonflement a diminué, mais est encore énorme ; l'exophtalmie persiste ; la cornée, diminuée de surface, complètement opaque, se desquamme et va s'ulcérer ; on voit un hypopyon abondant.

Le 10 mai, cet état persistant, M. Truc se résout à pratiquer l'évidement de l'œil. Avec un couteau de de Graefe, on pénètre à 4 millimètres en dedans de la cornée et on ressort à 4 millimètres en dehors ; section horizontale ; avec des ciseaux on enlève les deux lambeaux ; le cristallin non opacifié sort, et derrière lui on aperçoit le vitré plein de pus ; ce pus, très épais, sort avec peine. Lavage de la cavité oculaire avec le contenu de quatre seringues d'Anel.

L'opération, faite sans anesthésie, a été très bien supportée.

Pansement humide ; le soir, lavage intra-oculaire ; les jours suivants, lavages biquotidiens, iodoforme, pansement humide.

Le 25 mai, le malade, guéri, est mis exeat ; il reviendra dans quinze jours chercher un œil artificiel.

Observation V

(*Inédite.* — Communiquée par M. Truc, et recueillie par M. Gaudibert, aide de clinique ophtalmologique.)

Irido-choroïdite suppurée OD. consécutive à un traumatisme. — *Évidement.*

G..., quatre ans, s'est donné, en jouant, un coup de la pointe d'un couteau dans l'œil droit. La plaie, transversale, intéresse la partie supéro-externe de la cornée sur une étendue de 4 à 5 millimètres, et se prolonge sur la sclérotique, au niveau de la région ciliaire, sur une longueur de 1 à 2 millimètres.

Le premier jour, pas de douleurs violentes ; on constate seulement une infiltration légère des lèvres de la plaie.

Le deuxième jour, irido-choroïdite suppurée ne laissant aucun espoir de conserver la vision ; suppuration limitée à l'intérieur de l'œil.

Tenant compte de l'âge du malade et des résultats esthétiques à obtenir, M. Truc pratique l'évidement de l'œil après anesthésie.

Le vitré, purulent, membraneux, sort d'un bloc. On fait un seul lavage avec la seringue d'Anel. Iodoforme. Pansement contentif.

Trois jours après, nouveau lavage, qui n'est pas répété les jours suivants ; pansement simple.

Au bout de vingt jours, guérison complète. Après un mois, on met en place l'œil artificiel qui est très bien toléré et très mobile.

Observation VI

(Terson, *Midi Médical*, 1894)

Panophtalmie consécutive à un traumatisme. — *Évidement.*

Pénétration d'un éclat de fer dans l'œil, suivie dès le second jour d'une panophtalmie des plus violentes. Entrée du malade le cinquième jour après l'accident. Gonflement des tissus tel, qu'on pourrait croire à un phlegmon orbitaire. Insomnie complète. L'évidement de l'œil est pratiqué sans retard, après ablation totale de la cornée et excision de l'iris. Il s'écoule une grande quantité de pus mêlé de sang. Le soulagement est immédiat et la guérison très avancée au moment où le malade sort de la clinique, le quinzième jour après l'opération. Pas d'accidents ultérieurs.

Observation VII

(Terson, *Midi Médical*, 1893, p. 86)

Panophtalmie OD consécutive à une blessure compliquée de corps étranger. — *Évidement.*

Plaie de la sclérotique en boutonnière, avec pénétration d'un volumineux éclat de fer dans l'œil droit. Perte abondante du corps vitré et hémorragie intra-oculaire. Panophtalmie. Évidement de l'œil le sixième jour, suivie de l'extraction du fragment métallique avec l'électro-aimant. Pas d'accidents à la suite de l'opération.

Observation VIII

(Truc, *Semaine médicale*, 24 octobre 1894)

Panophtalmie OG suite de traumatisme (explosion de poudre) avec pénétration de corps étranger. — *Évidement.*

L. L...., mineur, cinquante-deux ans, blessé par une explosion de poudre. L'œil gauche, à son entrée à la clinique, six jours après l'accident, est rouge, larmoyant, chémotique ; la cornée présente une plaie irrégulière, infiltrée de pus et occupant tout son diamètre horizontal. Il existe quelques débris de pierre dans son épaisseur. Les paupières sont œdématiées. Le malade éprouve de vives douleurs oculaires et péri-orbitaires. La vision est nulle.

Malgré l'antisepsie la plus soignée et les injections de sublimé, la suppuration continue et un phlegmon oculaire se produit rapidement. L'évidement est alors pratiqué, et des lavages intra-oculaires sont répétés matin et soir. Une amélioration rapide des douleurs, de l'œdème, etc., ne tarde pas à se manifester, et la guérison est obtenue en quinze jours, avec excellente prothèse.

2° PANOPHTALMIES POST-OPÉRATOIRES

Observation IX

(FLAMAND, Thèse de Montpellier. 1889)

Panophtalmie consécutive à une opération de cataracte. — *Evidement.*

A.... (César), soixante-deuxans, cultivateur.

L'œil gauche, depuis la petite vérole, contractée à l'âge de quatre ans, ne distingue que la clarté d'une bougie.

L'œil droit, en 1886, reçut un coup qui ne produisit aucune diminution de la vision.

Il se présente à la Clinique le 13 mars 1888.

Depuis un mois, la vue a baissé considérablement ; il ne compte même plus les doigts ; l'œil est larmoyant, les paupières sont rouges, le cristallin paraît complètement opacifié ; la projection est encore bonne ; le champ visuel est assez étendu.

Le traitement préalable des voies lacrymales, ainsi que celui de l'inflammation constatée, est pratiqué. Puis, le 18 avril, après toutes les précautions antiseptiques usitées d'ordinaire dans son service, M. le professeur Truc procède à l'extraction de la cataracte OG.

L'ouverture de la capsule étant insuffisante, celle-ci est alors dilacérée avec le kystitome, ensuite les masses corticales sont extraites. Malgré la pression de la curette, le cristallin ne peut sortir ; il est déplacé par un mouvement de bas en haut imprimé à cet instrument : mais il repousse l'iris au devant de lui. Après de nombreuses manœuvres, l'iris est refoulé en dessous et le cristallin est extrait. Derrière l'iris restent de nombreux débris. L'opérateur pratique une iridectomie en haut ; la toilette est longue et laborieuse, injections détersives répétées dans la chambre antérieure ; puis après la coaptation des lèvres de la plaie, un pansement sec est appliqué.

La malade n'ayant pas souffert dans la soirée, le pansement est laissé en place le lendemain.

Le 20 avril le malade est pansé ; la paupière est un peu œdématiée ; la cornée est louche, la chambre antérieure est reformée.

Le 21, on constate un écoulement muco-purulent considérable :

toute la cornée paraît infiltrée. Des compresses chaudes sont appliquées toute la journée. Bains de pieds sinapisés.

Le 22, les lèvres de la plaie infiltrée sont vigoureusement cautérisées au fer rouge ; les conjonctives œdématiées sont sacrifiées vigoureusement. Révulsion sur le tube digestif au moyen du calomel.

Le 23, la chambre antérieure est pleine de pus. Même traitement les jours suivants.

En présence des douleurs considérables du malade, M. Truc décide de pratiquer l'évidement. La cornée est détachée avec la pince et des ciseaux ; on donne issue à une quantité assez considérable de pus.

Le 2 mai, une curette est introduite dans la plaie ; l'iris, le corps ciliaire sont enlevés ; le vitré sort, entraînant de nombreux flocons purulents.

Le lendemain, un curage du globe oculaire est pratiqué dans les mêmes conditions ; des cataplasmes boriqués nuit et jour sur l'œil ; les douleurs ont diminué.

Le 4 mai, la plaie est en partie refermée. Avec la seringue d'Anel on fait matin et soir des injections antiseptiques dans l'intérieur du globe oculaire ; celles des premiers jours amènent encore un peu de pus.

Ce traitement est continué jusqu'au 17 mai. Le malade sort le 25 du même mois. Depuis longtemps les douleurs ont cessé ; le moignon est complètement cicatrisé et très mobile.

Observation X

(Thèse de Flamand, p. 61)

Panophtalmie consécutive à une opération de cataracte. — *Évidement.*

D... (Jean), soixante-cinq ans, ancien employé de chemin de fer.

Ce malade, déjà sénile, nous arrive rhumatisant ; depuis dix-huit ans, prétend-t-il, il s'aperçoit de la diminution de sa vision.

11 juillet, M. Truc lui opère successivement les deux yeux.

L'opération sur l'œil gauche s'est faite sans difficulté ; une iridectomie large, périphérique a été pratiquée en haut, le cristallin est volumineux, mais l'opération sur l'œil droit a été plus laborieuse.

L'opérateur fait dans un même temps l'incision et la ponction de la capsule avec le couteau de de Graefe, puis il pratique une iridectomie en haut ; des masses de liquide sortent alors, tandis que le noyau central volumineux reste.

Malgré de nombreuses tentatives, on ne peut le faire sortir par les lèvres de la plaie cornéenne, qu'il entrebaille cependant.

Un aide l'extrait toutefois avec un harpon préparé et sublimé à la hâte.

La toilette est courte et facile.

Le malade ne souffre ni le jour de l'opération, ni le lendemain.

Le surlendemain, premier pansement. Nous remarquons alors que les paupières de l'œil droit sont gonflées et que les bords de la plaie cornéenne sont infiltrés.

M. Truc pratique des cautérisations au fer rouge sur les bords de la plaie cornéenne.

14 juillet. — Le malade souffre, la conjonctive bulbaire œdématiée est scarifiée.

16. — Nous remarquons que, malgré les cautérisations au fer rouge, la cornée s'est infiltrée, et que la chambre antérieure se remplit de pus.

Le malade souffre de plus en plus ; on lui applique des compresses chaudes en permanence.

23. — Devant des douleurs persistantes et la nécrose de la cornée, M. Truc pratique l'évidement du globe oculaire. Une curette introduite dans l'œil amène au dehors, des masses purulentes. Lavages antiseptiques intra-oculaires abondants avec la seringue de Panas.

Des cataplasmes sont tenus pendant toute la journée.

Le lendemain, nouveaux lavages et nouveaux cataplasmes.

Les jours suivants, matin et soir, on pousse dans l'intérieur de l'œil des injections au bi-iodure.

Les douleurs cessent, la cicatrisation se fait rapidement. Le malade est sorti le 1er septembre, avec un moignon assez volumineux et très mobile.

3° PANOPHTALMIES POST-ULCÉREUSES

Observation XI

(*Inédite* Clinique ophtalmologique, 1894.)

Ulcère à hypopyon grave OG, avec chémosis intense (peut-être consécutif au soufrage des vignes). Panophtalmie.— *Évidement.*

G.... (Jean-Baptiste), quarante-sept ans, cultivateur, a eu mal aux yeux dans son enfance, et a conservé depuis un peu de larmoiement habituel. Sa maladie actuelle aurait débuté il y a huit jours, spontanément, sans traumatisme oculaire ; elle s'est annoncée par une diminution de la vision, de la photophobie, de la rougeur conjonctivale.

Au moment où est survenue cette affection, le malade travaillait à projeter sur les vignes du soufre et de la chaux ; il n'en a pas reçu dans l'œil, mais il a vécu pendant huit jours dans une atmosphère pleine de ces poussières ; le soir, ses yeux étaient « rouges comme du sang. » — Neuf autres ouvriers qui travaillaient avec lui ont tous souffert un peu et ont eu les yeux rouges.

Il entre à l'hopital le 10 juillet 1894. État à cette date :

OD : intact.

OG : Conjonctives palpébrales très hyperhémiées ; la conjonctive bulbaire est le siège d'un chémosis intense qui a nécessité des ponctions avec le couteau de de Graefe le jour de son entrée ; ulcère central occupant les deux tiers de la cornée ; iris terne et décoloré ; pus dans la chambre antérieure. — Photophobie, vision presque abolie ; VOG = q.

Traitement : Sœmisch, cautérisations au fer rouge, cathétérisme.

Les jours suivants, l'état du malade ne s'améliore pas ; l'ulcère reste stationnaire, mais le chémosis fait des progrès. Nouvelles ponctions ; nouveaux Sœmisch ; injections sous-conjonctivales de sublimé, cautérisations, lavages abondants ; compresses froides en permanence.

Le 13, chémosis toujours très intense enchâssant la cornée. Ponction ; 6 sangsues à la tempe, pas d'injections ; purgatif.

Le 14, le chémosis diminue. Même traitement, avec des injections sous-conjonctivales.

Le 17, presque plus de chémosis, mais il y a de l'hypopyon. L'ulcère reste stationnaire. Le lendemain, et tous les jours jusqu'au 29, injections de sublimé et Sœmisch.

Le pus persistant toujours, et la chambre antérieure ne se reformant pas, on pratique le 8 août une iridectomie, qui n'amène aucune amélioration bien sensible. Tendances à la perforation, suppuration plus abondante, menaces de panophtalmie.

Devant cette situation, et toute tentative de conservation ayant échoué, M. le professeur Truc se décide, le 21, à pratiquer l'évidement.

A la suite de l'opération, l'état du malade s'amende progressivement; le 25, l'inflammation de la conjonctive a disparu ; au bout de trois semaines, il peut être mis exeat; un mois après il revient chercher un œil artificiel qui est très bien supporté.

Observation XII

(*Inédite.* — Clinique ophtalmologique, 1894)

Ulcère à hypopyon : Panophtalmie OG — *Évidement.*

S..., (Jean), soixante-trois ans, cultivateur; antécédents héréditaires nuls. N'a jamais souffert des yeux. Pas de larmoiement habituel.

La maladie actuelle a débuté, il y a une quinzaine de jours, sans traumatisme ; elle a progressé lentement et sans douleurs. Il y a eu au début, dit le malade, une tâche sur la cornée gauche, qui a augmenté petit à petit. Au bout de dix jours, violente réaction conjonctivale (chémosis, gonflement palpébral) sans douleurs. Hypopyon ; le médecin traitant a fait, il y a deux jours, une paracentèse.

A son entrée à l'hôpital, le 7 août 1894, vision abolie OG ; paupières œdématiées, énormes; chémosis très prononcé; exophtalmie; sécrétion purulente très abondante, nécessitant des lavages fréquents. Cornée ulcérée dans presque toute son étendue, sauf à sa partie supéro-interne ; l'amincissement est si prononcé que l'on voit en ce point l'iris bomber en haut et en avant.

Douleurs très légères.

Traitement : antiseptie oculaire et péri-oculaire énergique, 8 sangsues à la tempe. Les jours suivants, injections sous-conjonctivales de sublimé, très douloureuses à cause de la distension qu'elles déterminent au niveau de la conjonctive bulbaire épaissie et indurée.

Pas d'amélioration : l'œil se prend de plus en plus ; le 12, la cornée est de plus en plus infiltrée, le chémosis, l'exophtalmie vont en progressant, la suppuration augmente.

Devant cet état de choses, le 12 août, M. le professeur Truc pratique l'évidement. Larges lavages antiseptiques, pansement iodoformé, etc. Les symptômes s'amendent. Trois semaines après environ, guérison.

Observation XIII

(*Inédite.* — Communiquée par M. le professeur Truc)

Panophtalmie OD chez une lacrymale. — *Évidement.*

A. N..., cinquante-cinq ans, bonne santé habituelle. Larmoiement ODG depuis sept à huit ans. Depuis deux ou trois ans, ses yeux deviennent rouges au commencement de l'automne ; il se formerait même des taches sur la cornée.

Il y a vingt-cinq jours, l'œil droit devint rouge. En même temps, céphalalgie, douleurs oculaires et péri-oculaires intenses. Le médecin traitant ordonne des lavages chauds et de la pommade au précipité rouge.

Aujourd'hui nous constatons :

OG : larmoiement, bord des paupières rouges, cils agglutinés par des sécrétions.

OD : Œdème inflammatoire considérable des paupières, surtout de la paupière supérieure et de la région du sac lacrymal ; chémosis de la conjonctive bulbaire ; cornée totalement détruite par la suppuration. L'écartement des paupières donne lieu à l'issue du cristallin et d'un peu de vitré.

VOD = O.

Le malade présente de la blépharo-conjonctivite lacrymale OG, et une panophtalmie OD.

Évidement de l'œil droit. Le vitré est flou et manifestement purulent. Guérison en trois semaines.

Observation XIV

(*Inédite.* Clinique ophtalmologique)

Ulcère à hypopyon consécutif à un traumatisme. Panophtalmie OD — *Évidement.*

C... (Françoise), soixante ans, a du larmoiement depuis son enfance. Le 9 novembre, elle reçoit un éclat de bois dans l'œil droit. Le jour suivant, douleurs, rougeurs, qui sont allées en augmentant depuis.

Elle entre à la clinique le 20 novembre. A l'examen de l'OD, rougeur intense de la conjonctive, ulcération centrale de la cornée, à fond pulpeux, hypopyon abondant. Vives douleurs oculaires et périoculaires.

Traitement : Lavages antiseptiques et cathétérisme des voies lacrymales, cocaïne, atropine, injections sous conjonctivales de sublimé.

Le lendemain, l'ulcère a progressé. — Paracentèse. Le pus, très épais, sort mal.

Les jours suivants, injections sous-conjonctivales de sublimé, saignées locales, cautérisation de l'ulcère, Sœmisch. L'infiltration s'étend ; œdème palpébral et conjonctival de plus en plus marqué, chémosis très intense, exophtalmie très prononcée ; douleurs très vives ne disparaissant que par le chloral.

Le 28 décembre, M. Truc pratique l'évidement de l'œil sans anesthésie générale. L'opération est bien supportée ; les douleurs se calment bientôt après. Lavages antiseptiques abondants. Iodoforme, pansement contentif.

Les jours suivants, lavages antiseptiques matin et soir, le gonflement disparaît lentement ; les tissus sphacélés s'éliminent. Amendement progressif. Le malade sort le 24 janvier.

Observation XV

(*Inédite.* Clinique ophtalmologique, 1894.)

Ulcère à hypopyon OG ; destruction à peu près complète de la cornée.
Panophtalmie. — *Évidement.*

R..., (Germaine), 37 ans, poissonnière à Mèze ; pas de larmoiement préexistant, pas d'antécédents personnels ; lymphatiques.

Il y a quinze jours, a ressenti brusquement à l'œil gauche une vive douleur comparable à une piqûre, suivie peu après d'une rougeur intense des conjonctives palpébrales et bulbaire, et d'un œdème considérable des paupières. Pendant trois jours, violentes douleurs intraoculaires et dans la région temporale droite ; le chémosis était si considérable que la cornée s'apercevait à peine.

Voyant son état empirer, elle vient se faire soigner à la consultation, le 12 juin 1894.

Etat actuel : OG : Photophobie intense, blépharospasme ; conjonctives très fortement injectées. La conjonctive bulbaire forme un chémosis considérable autour de la cornée ; celle-ci est diminuée de volume, détruite en maints endroits, et présentant des points gris ou blanchâtres. Vision absolument nulle ; douleurs oculaires et périorbitaires violentes.

O D : pas de douleurs ; la vision seule de ce côté est légèrement affaiblie.

Le jour même l'évidement est pratiqué par M. le professeur Truc ; disparition des phénomènes douloureux ; le pus diminue.

Le 25 juin, la suppuration est complètement tarie ; on a un *moignon excellent*.

La malade sort guérie le 28 juin.

II. — FAITS RELATIFS A DES PANOPHTALMIES PRIMITIVES TARDIVES

Observation XVI

(*Inédite*. — Clinique ophtalmologique, 1895.)

Panophtalmie OG, suite de leucome adhérent ancien. — *Évidement*.

W...(Marie Louise), cinquante-deux ans. Antécédents héréditaires nuls. État général mauvais ; syphilitique. Il y a quatorze ans, a eu un ulcère de la cornée OG, avec perforation de l'iris ; leucome adhérent consécutif ; pas de manifestations oculaires depuis cette époque.

Dans la nuit du 13 au 14 mai 1895, elle a éprouvé, sans pouvoir les rapporter à aucune cause connue, des douleurs très vives dans l'œil gauche, accompagnées de gonflement des paupières. Douleurs et gonflement sont allés depuis en s'accentuant.

Elle entre à l'hôpital huit jours après, le 22 mars. Examen :

OD larmoyant.

OG. Œdème énorme des paupières ; chémosis intense ; exophtalmie prononcée ; leucome ancien occupant toute la cornée qui est perforée au centre et laisse écouler du pus. Le cristallin a été expulsé de l'œil et se retrouve sur la paupière. Mouvements de l'œil difficiles. Douleurs oculaires et péri-orbitaires très vives.

Le jour même, évidement sans anesthésie préalable. Lavages antiseptiques abondants. Pansement : iodoforme et ouate sublimée humide. Lavages matin et soir les jours suivants.

Dès le lendemain, les douleurs ont disparu ; la suppuration diminue : elle est presque tarie le 28. La malade sort quelques jours après avec un bon moignon.

Observation XVII

(H. Truc. *Nouveau Montpellier médical*, t. I, p, 889)

Leucome adhérent traumatique ancien. Choroïdite suppurée OD. — *Évidement.*

A..., (Germaine) quatorze ans, écolière.

C'est une fillette pâle, anémique, lymphathique. Elle reçut, il y a quatre ans, une poignée de terre dans l'œil droit et eut une violente ophtalmie. Ulcère cornéen, perforation de la chambre antérieure, enclavement irien, leucome adhérent intéro-externe étendu. La vision reste encore assez bonne. Depuis cette époque, l'œil est irritable, rougit volontiers, mais se maintient dans un état convenable.

Le 7 mars dernier, sans cause appréciable, picotements dans l'œil malade, photophobie, douleurs orbitaires et le 9 mars, pus dans la chambre antérieure.

Cinq jours après, la malade entre à la clinique. Fatigue et pâleur extrêmes, fièvre légère, inappétence absolue. Leucome adhérent inféro-externe périphérique, pus blanchâtre remplissant la chambre antérieure, rougeur conjonctivale intense et chémosis.

Diagnostic : Irido-choroïdite suppurée consécutive au leucome adhérent.

Une paracentèse n'amendant pas la situation, nous pratiquons l'évidement : ablation du segment antérieur, curettage central, injections détersives au sublimé, à 1/5000 ; il sort le cristallin et le vitré purulent. Pansement. Quelques douleurs dans la journée, puis calme absolu. Injections détersives intra-oculaires, matin et soir. Guérison à peu près complète le huitième jour. A ce moment, l'orifice oculaire antérieur est fermé, il survient un peu de rétention intra-oculaire et quelques légères douleurs. Dilatation immédiate et injection intra-oculaire nouvelle. Deux jours après, la guérison est absolue, un œil artificiel est placé, et la malade sort définitivement.

Revue récemment, la malade est dans une condition excellente.

La mobilité de l'œil est si parfaite que le médecin ordinaire de la jeune fille, qui avait soigné l'œil évidé, après examen, a cru à une guérison absolue. La jeune fille, de figure agréable, a conservé une physionomie absolument normale.

(Le champ d'excursion de l'œil artificiel était dans ce cas de 45° en dehors et de 50° en dedans).

Observation XVIII

(H. Truc, *Semaine Médicale*, 24 octobre 1894)

Panophtalmie OG, consécutive à une opération de cataracte pratiquée depuis plus d'un an. — *Évidement.*

Femme de cinquante-cinq ans, ménagère, opérée d'une cataracte de l'œil gauche en mars 1892, sans complications opératoires. Depuis, la vision était restée tout à fait bonne. Plus d'un an après, sans cause connue, cet œil devient douloureux, rouge, provoque de violentes névralgies périorbitaires, et en quelques jours, la vision est absolument nulle. Les voies lacrymales sont intactes, la cornée ne présente pas la moindre éraillure, mais la chambre antérieure est pleine de pus; il existe un chémosis énorme, accompagné de douleurs violentes.

Je fais faire des frictions avec de l'onguent napolitain, on applique des sangsues, puis je pratique une large paracenthèse qui donne lieu à l'issue de pus jaunâtre, épais, peu filant.

Les douleurs continuant, je procède à l'évidement. Le corps vitré est envahi par la suppuration et sort difficilement. Des injections biquotidiennes de sublimé sont suivies d'une amélioration immédiate et d'une guérison rapide. La malade sort douze jours après avec un moignon assez volumineux et permettant une prothèse parfaite.

Observation XIX

(H. Truc, *Montp. méd.*, 1889, p. 225, et Flamand, Th. de Montp. 1889)

Leucome adhérent traumatique. Panophtalmie OG. Issue donnée au pus. — *Evidement.*

La nommée Marguerite F..., reçut, il y a trois ans, un éclat de bois dans l'œil gauche. Une inflammation intense fut la conséquence de ce traumatisme, et la vision ne resta que quantitative, pour disparaître enfin complètement au bout de trois mois. Notons cependant que la malade a eu des sensations lumineuses subjectives.

Depuis cette époque, les changements de température et l'état hygrométrique de l'atmosphère occasionnaient quelques douleurs, peu vives, il est vrai, dans l'œil traumatisé.

D'après ce que nous raconte la malade, nous pensons que son œil gauche a été le siège d'un leucome adhérent. Au moment où nous la voyons, elle nous dit qu'il y a quinze jours, sans cause connue, des douleurs très vives se manifestèrent dans la tête et dans la nuque ; elle a souffert aussi beaucoup de son œil et a eu des vomissements. L'œil augmente ensuite considérablement de volume et devient le siège de très vifs élancements.

Etat actuel de la malade le 10 mars. Elle n'a pas dormi. OG est peu douloureux, mais les paupières sont tuméfiées ; l'ouverture palpébrale est encombrée par du pus. L'œil est le siège d'une congestion intense, il y a du chémosis, de la conjonctivite bulbaire ; la cornée est remplacée par une masse purulente, la tuméfaction du globe oculaire est volumineuse.

OD est normal.

Il n'y a ni sucre, ni albumine dans les urines.

Traitement immédiat : applications locales de compresses froides au sulfo-benzoate de soude.

Le 11 mars, la malade prend un grand bain, car M. Truc a décidé de pratiquer l'évidement le lendemain.

12 mars. — Opération. Les lavages antiseptiques oculaire et nasal sont pratiqués avec beaucoup de soin.

On fait à la malade une injection hypodermique de morphine et d'atropine pour faciliter l'anesthésie générale ; chloroformisation.

L'anesthésie locale est pratiquée par la cocaïne.

L'incision et l'ablation de la cornée donnent issue à une certaine quantité de pus assez liquide.

Avec la curette, l'opérateur attire ensuite au-dehors du pus aggloméré en masse et vide complètement la coque oculaire.

Après l'opération, un lavage intra-oculaire antiseptique très rigoureux est fait avec la seringue de Panas et de l'iodoforme est insufflé dans la cavité, qui est recouverte d'un pansement antiseptique humide.

Nouveau lavage de la coque oculaire dans l'après midi. Le lendemain, 13 mars, la malade se sent beaucoup mieux.

20. — Les lavages intra-oculaires ont été continués régulièrement deux fois par jour, et l'ancienne cavité suppurante a de la tendance à se refermer.

21. — La malade se plaint de maux de tête et de douleurs oculaires très vives ; mais, le lendemain, elle nous annonce l'apparition de ses menstrues, qui ne s'étaient pas montrées depuis trois mois ; nous pouvons ainsi nous expliquer les accidents de la veille. La coque oculaire est complètement fermée, elle a une teinte rosée et présente une dépression cruciale produite par l'insertion des muscles droits.

Le moignon est très volumineux et très mobile. La mobilité de l'œil artificiel est de 50° dans le plan horizontal, dont 35° du côté nasal et 15° du côté temporal. Dans le plan vertical, elle est de 60° dont 20° en haut et 40° en bas. Et ce encore avec un œil en émail beaucoup trop volumineux.

III. — FAITS RELATIFS A DES PANOPHTALMIES SECONDAIRES

Observation XX

(*Inédite*. Communiquée par M. le docteur Pansier (d'Avignon).

Panophtalmie OG, suite de variole, chez un enfant. — *Évidement*.

D... de Châteaurenard, âgé de sept ans. — Je le vois pour la première fois le 22 avril 1893 ; son œil gauche est en pleine panophtalmite, consécutive à la variole.

Après chloroformisation, je résèque le tissu lardacé qui constitue la cornée, et avec une curette, évacue aussi complètement que possible le pus épais qui remplit l'intérieur de l'œil. Lavage abondant de la coque oculaire au sublimé.

Le 25 avril, sous chloroforme, je fais un nouveau curettage, suivi de larges lavages intraoculaires.

La difficulté de répéter ces lavages, chez un enfant indocile, autrement que sous chloroforme, a été cause que l'affection a mis un temps relativement assez long pour arriver à guérison. Néanmoins, un peu plus d'un mois après, nous pûmes faire la prothèse.

Observation XXI

(H. Truc, *Sem. méd.*, 24 octobre 1894)

Panophtalmie OG. consécutive à une angine. — *Évidement.*

Homme de vingt-sept ans, vigoureux, mais sujet à de fréquentes angines. A la suite de la dernière, il survint une forte fièvre, des sueurs nocturnes, de la fétidité de l'haleine, une éruption maculeuse aux jambes et finalement des lésions oculaires graves du côté droit. L'œil devint rouge, larmoyant, photophobe, et la vision se troubla. Le lendemain, les paupières étaient œdématiées, la conjonctive paraissait chémotique, l'iris terne et décoloré, la pupille obstruée par des exsudats grisâtres. Enfin, de l'hypopyon apparut et tous les signes de l'irido-choroïdite purulente se manifestèrent.

Le traitement médical, les paracentèses n'améliorèrent pas la situation ; la fièvre, la douleur, la tension oculaire persistèrent, et en présence de ces symptômes, je me mis en devoir de pratiquer l'évidement.

Le corps vitré était jaunâtre, filant, moins franchement purulent dans la partie profonde que vers la région antérieure.

Des lavages avec une solution tiède de sublimé à 1/5000e furent pratiqués. L'amélioration fut rapide et la guérison complète quinze jours après. La prothèse est excellente.

CONCLUSIONS

I. — L'évidement de l'œil est une opération bénigne, peu douloureuse, facile à exécuter, sans conséquences dangereuses, et amenant rapidement la guérison.

II. — Ses résultats sont supérieurs, au point de vue esthétique, à ceux que donnent les autres modes de traitement de la panophtalmie.

III. — Il a sur l'exentération l'avantage d'être moins douloureux et de ne pas provoquer de réaction post-opératoire ; sur l'énucléation celui d'être plus facile et de produire une mutilation moindre ; sur toutes deux celui de ne pas exposer aux complications méningitiques et d'être bien plus favorable à la prothèse ultérieure.

IV. — Ce procédé ne saurait pourtant être érigé en méthode générale ; il est contre-indiqué dans les cas de troubles symphatiques, de traumatismes très graves, avec rupture de la sclérotique, de corps étrangers profondément situés, d'inflammation péri-oculaire, de phlegmon de l'orbite ; on aura alors recours à l'énucléation.

V. — Pour tous les autres cas, l'évidement nous paraît être le procédé de choix dans le traitement de la panophtalmie.

INDEX BIBLIOGRAPHIQUE

(ÉVIDEMENT)

Bulletins et Mémoires de la Société française d'ophtalmologie (Vol. X. 1892, p. 299).

Flamand. — De l'éviscération dans la panophtalmie (Thèse de Montpellier. 1888-89, n° 16, p. 67 et suiv.).

Leblanc. — De l'exentération du globe oculaire (Thèse de Paris, 1893-94, n° 258, p. 20).

Siffre.—De l'énucléation dans la panophtalmie(Thèse de Montpellier, 1888-89, n° 26, p. 22).

Société de Méd. et Chir. pratiques de Montpellier, séance du 30 mai 1888 (Montp. médical, 2e série, t. XI, p. 133 et suiv.).

Soc. de Méd. et Chir. prat. de Montp., séance du 6 avril 1892 (Nouveau Montp. Médical, t. I, p. 1892, p. 887).

Terson. — Indications précises de l'énucléation de l'œil et des moyens destinés à la remplacer (Midi Médical, t. III, 1894, p. 85).

Truc. — Éviscération et énucléation dans la panophtalmie (Nouv. Mont. Méd., 2e série, t. XI, 1888, p. 101).

— Leucomes adhérents traumatiques et panophtalmie (Nouv. Montp. Méd., t. I, 1892, p. 887).

— L'évidement de l'œil dans la panophtalmie (Annales d'oculistique, t. CVIII, 1892, p. 260).

— L'évidement dans le traitement de la panophtalmie (Semaine Médicale du 21 octobre 1894, p. 469).

Truc et A. Ducamp. — Bulletin annuel de la Clinique ophtalm. de Montp. (Montp. Méd., 2e série, t. XII, 1889, p. 35).

Truc et Valude. — Nouveaux éléments d'Ophtalmologie, t. II, 1896.

TABLE DES MATIÈRES

www.ingramcontent.com/pod-product-compliance
Ingram Content Group UK Ltd.
Pitfield, Milton Keynes, MK11 3LW, UK
UKHW020944180726
13838UKWH00003B/1114

9 782329 288017